Annette Fox / Inula Groos / Kerstin Schauß-Golecki

Kindliche Aussprachestörungen
Ein Ratgeber für Eltern, Erzieher, Therapeuten und Ärzte

W0196553

Die Autorinnen

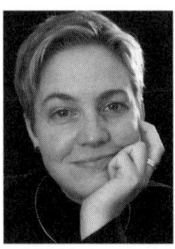 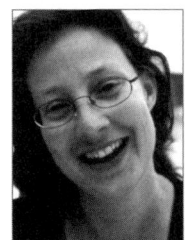 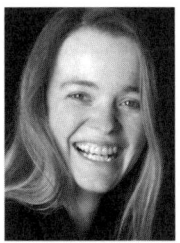

Prof. Annette Fox PhD
Europa Fachhochschule
Fresenius
Studiengang Logopädie
Limburger Str. 2
65510 Idstein
fox@fh-fresenius.de

Inula Groos MA
Praxis für Logopädie
I. Groos &
N. Kuhn-Wierzbinski
Jarrestr. 42
22303 Hamburg
inulagroos@mac.com

Kerstin Schauß-Golecki
Schule für Logopädie
Muhliusstr. 40
24103 Kiel
kerstin.schauss-golecki
@ibaf.de

Annette Fox arbeitet als Professorin für Logopädie mit dem Schwerpunkt Kindersprache, insbesondere Aussprachestörungen, an der Europa Fachhochschule Fresenius und als freie Dozentin.

Inula Groos ist als Logopädin in eigener logopädischer Praxis und als Dozentin für Phonetik an der Schule für Logopädie des Werner-Otto-Instituts der Ev. Stiftung Alsterdorf in Hamburg tätig. Ihre Schwerpunkte sind Sprachentwicklungsstörungen und Schriftspracherwerbsstörungen.

Kerstin Schauß-Golecki ist als Lehrlogopädin für Kindersprache, insbesondere Aussprachestörungen, an der Schule für Logopädie in Kiel, als Logopädin in einer Kinder- und Jugendarztpraxis in Kiel und als freie Dozentin tätig.

Annette Fox / Inula Groos / Kerstin Schauß-Golecki

Kindliche Aussprachestörungen

Ein Ratgeber für Eltern, Erzieher, Therapeuten und Ärzte

Das Gesundheitsforum 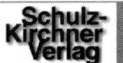 Schulz-Kirchner Verlag

Bibliografische Information Der Deutschen Bibliothek

Die Deutsche Bibliothek verzeichnet diese Publikation in der Deutschen Nationalbibliografie; detaillierte bibliografische Daten sind im Internet über http://dnb.ddb.de abrufbar.

Die Informationen in diesem Ratgeber sind von den Verfassern und dem Verlag sorgfältig erwogen und geprüft, dennoch kann eine Garantie nicht übernommen werden. Eine Haftung der Verfasser bzw. des Verlages und seiner Beauftragten für Personen-, Sach- und Vermögensschäden ist ausgeschlossen.

Besuchen Sie uns im Internet: www.schulz-kirchner.de

1. Auflage 2005
ISBN 978-3-8248-0383-5
Alle Rechte vorbehalten
© Schulz-Kirchner Verlag GmbH, Idstein 2005
Umschlagfotos: www.photocase.de, Archiv Schulz-Kirchner Verlag
Comic-Illustrationen: Susanne Schoop
Zeichnung Lautsymbole: Bettina Fox
Lektorat: Doris Zimmermann
Umschlagentwurf und Layout: Petra Jeck
Druck und Bindung: Elektra, Niedernhausen
Printed in Germany

Inhaltsverzeichnis

Vorwort zur Reihe

Die Ratgeber für „Angehörige, Betroffene und Fachleute"
vermitteln kurz und prägnant grundlegende Kenntnisse (auf
wissenschaftlicher Basis) und Hilfestellungen zu ausgewählten
Themen aus den Bereichen der Medizin, der Sprach- und der
Ergotherapie. Die Autor(inn)en der Reihe sind ausgewiesene
Fachleute mit langjähriger Erfahrung in Therapie, Beratung
und Lehre.

Kindliche Aussprachestörungen gehören zu den häufigsten
Problemen in der Sprachtherapie (Logopädie). Erfreulicherweise
sind diese Aussprachestörungen therapeutisch beeinflussbar,
und die letzten Jahre zeitigten einen großen Erkenntnis-
fortschritt. Drei erfahrene Therapeutinnen – meine Kollegin
Annette Fox, Frau Groos und Frau Schauß-Golecki – fassen
im vorliegenden Band wesentliche Erkenntnisse zur Thematik
zusammen. Ich hoffe, dass der Band die Angesprochenen zum
Wohle unserer Kinder erreicht, denn Probleme beim Sprechen
und der Sprache haben oft unangenehme Folgen für die Betroffenen.

Prof. Dr. Jürgen Tesak
(Herausgeber)

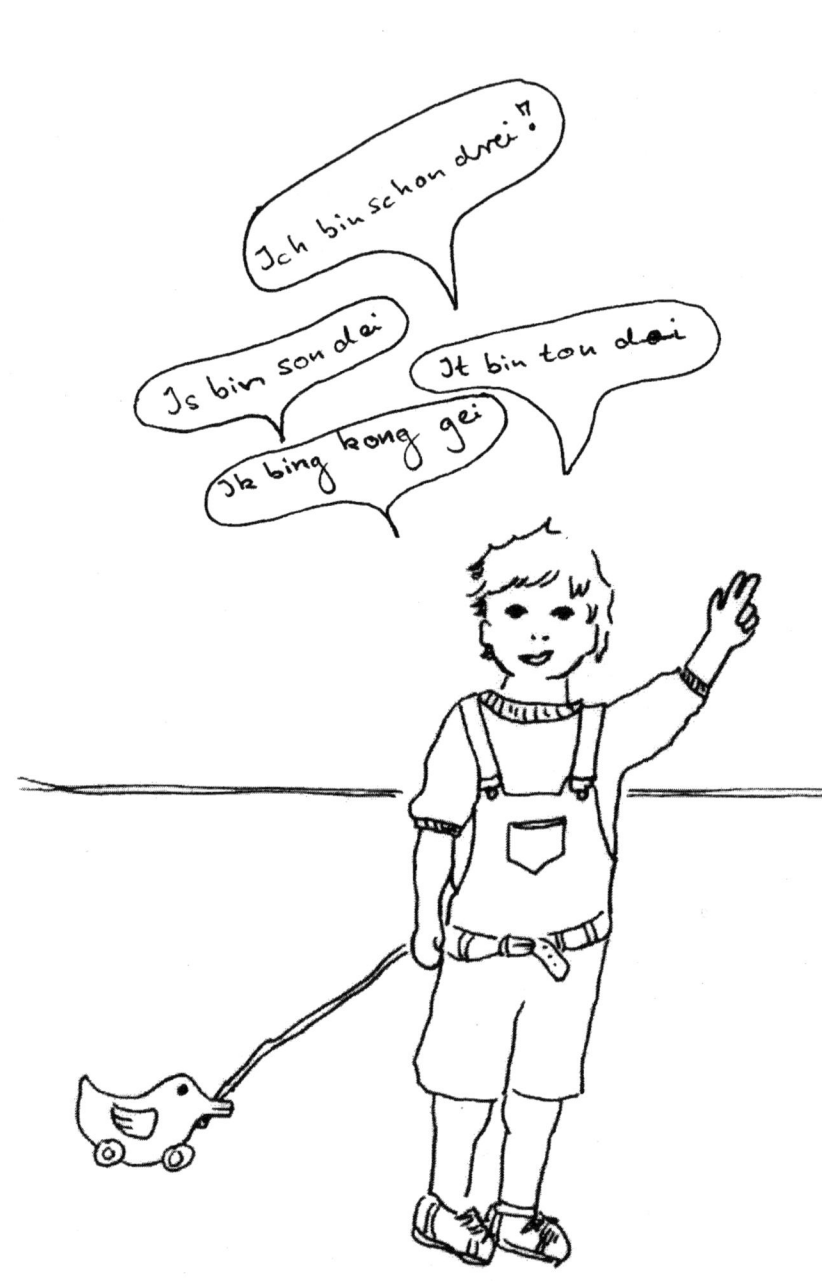

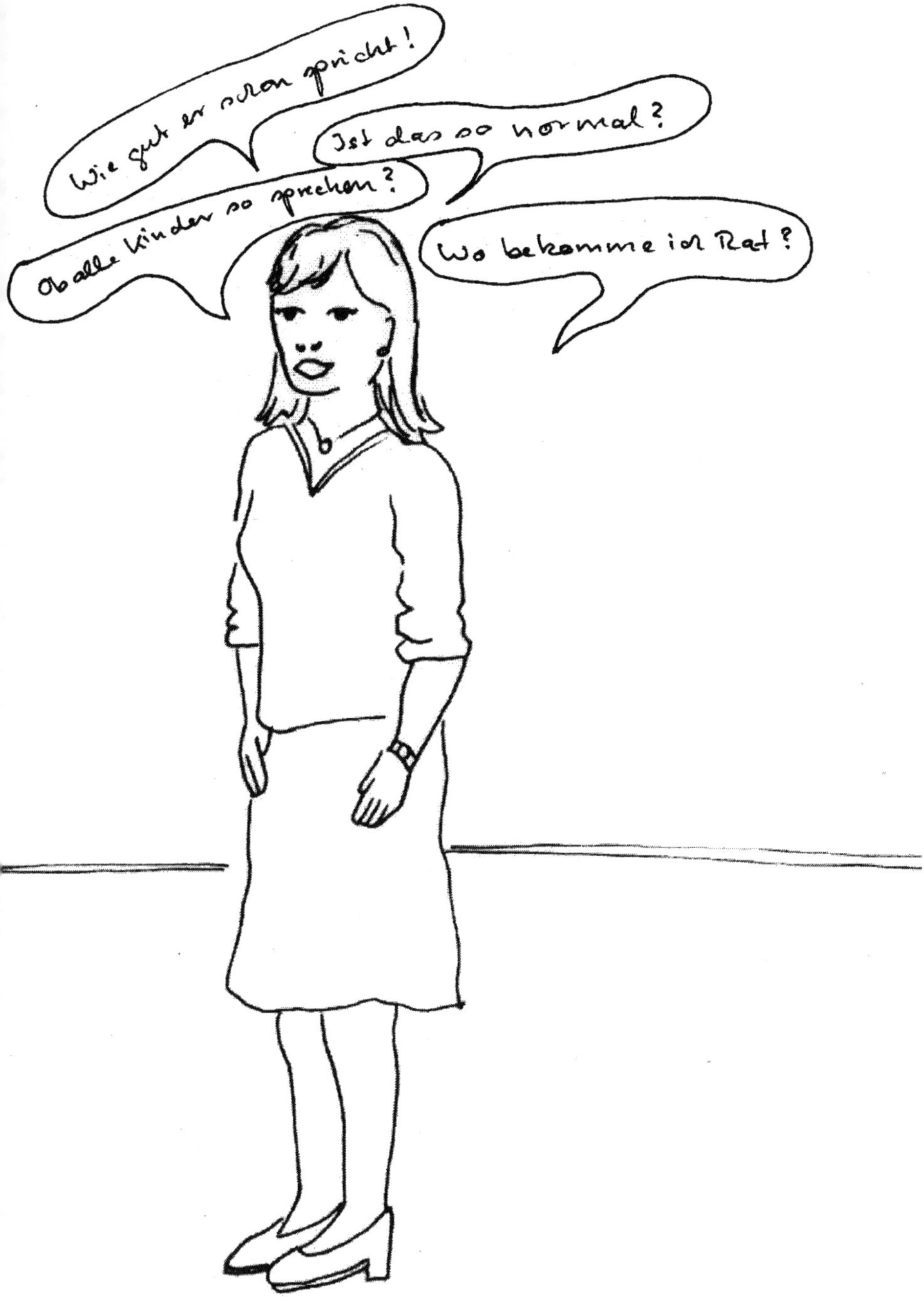
Wie gut er schon spricht!
Ist das so normal?
Ob alle Kinder so sprechen?
Wo bekomme ich Rat?

Einleitung

Kinder mit Aussprachestörungen stellen den Großteil der Patienten in einer logopä-dischen / sprachtherapeutischen Praxis dar. Ca. 5-10% aller Kinder – unabhängig von ihrer Muttersprache, mit der sie aufwachsen – zeigen Probleme mit ihrer Aus-spracheentwicklung. Einige Kinder haben dabei nur geringe Lautbildungsschwie-rigkeiten wie z.B. Zischlautstörungen (u.a. Lispeln), während andere Kinder fast unverständlich für ihre Umgebung sein können. Kinder mit Aussprachestörungen bilden keine einheitliche Gruppe. Im Gegensatz zu der langjährigen Annahme, dass eine muskuläre Schwäche als Ursache für Aussprachestörung gesehen werden kann, konnten zahlreiche Studien der letzten zwanzig Jahre nachweisen, dass verschiedene, insbesondere nicht-muskuläre Gründe eine Störung der Aussprache verursachen können. Dies hatte zur Folge, dass je nach Ursache unterschiedliche Therapieansätze entwickelt werden mussten. Ziel dieses Ratgebers ist es nun, Eltern, Erziehern und weiteren interessierten Personen Informationen über die grundlegenden Fähigkeiten des Sprechens, die Entwicklung der Aussprache, über verschiedene Ursachen und Formen von Ausspracheproblemen und -störungen sowie sinnvolle Maßnahmen für deren Behandlung zu vermitteln.

Forschungsentwicklung und unterschiedliche Sichtweisen zum Thema Ausspra-chestörungen führten in den letzten Jahren zu einem Gebrauch unterschiedlicher Begrifflichkeiten in diesem Gebiet. So werden die folgenden Begriffe teilweise synonym verwendet, um die Probleme eines Kindes mit der Aussprache (bzw. Lautbildung) zu beschreiben:

- Stammeln (ältester Begriff des Deutschen)
- Dyslalie
- Artikulationsstörung
- Phonetisch-phonologische Störung

Zusätzlich wird der betroffene Laut oft mit einem Fremdwort bezeichnet, z.B. Kappazismus (k), Sigmatimus (s), Rhotazismus (r), Schetismus (sch).

In diesem Ratgeber wird der Begriff Aussprachestörung als Oberbegriff für alle Formen der Lautbildungsschwierigkeiten verwendet. Die einzelnen Untergruppen werden im Kapitel *Wie sieht eine Aussprachestörung aus?* näher beschrieben.

Wie funktioniert „Aussprache"?

Grundlagen der Sprachlautbildung (Phonetik)

Wenn wir sprechen, sind viele Organsysteme daran beteiligt. Zunächst brauchen wir unsere Lungen. Ihre eigentliche Aufgabe besteht in der Lebenserhaltung – dem Gasaustausch / der Versorgung des Körpers mit Sauerstoff. Gleichzeitig aber können wir die ausströmende Luft zur Bildung von Sprachlauten nutzen – der **Luftstrom** ist sozusagen die Basis unseres Sprechens.

Auf dem Weg aus den Lungen strömt die Luft zunächst durch den **Kehlkopf**, dessen Lage im Hals beim Schlucken auch von außen sichtbar wird – bei Männern kann er als „Adamsapfel" hervortreten (siehe Abb. 1.1). Die Hauptaufgabe des Kehlkopfes ist es, zu verhindern, dass beim Schlucken Flüssigkeit oder Nahrung etc. in das Lungensystem gelangen, da Atem- und Speiseweg sich an dieser Stelle überkreuzen.

Darüber hinaus kann im Kehlkopf aber auch die Bildung von Sprachlauten zum ersten Mal charakteristisch verändert werden. Unsere Sprachlaute lassen sich, je nachdem wie die Stimme im Kehlkopf eingesetzt wird, im Wesentlichen in zwei Gruppen unterteilen. Indem die Stimmlippen, die sich im Kehlkopf befinden, entweder geöffnet bleiben oder aber aneinander gelegt werden und dabei durch die ausströmende Luft in Schwingung versetzt werden, entstehen stimmlose Laute wie z.B. < f, sch, k > oder stimmhafte Laute wie z.B. < w, j, g >. Auch andere Stimmereignisse, wie z.B. Sprechlautstärke, Sprechtonlage und Melodie, Flüstern, Heiserkeit etc., werden im Kehlkopf erzeugt.

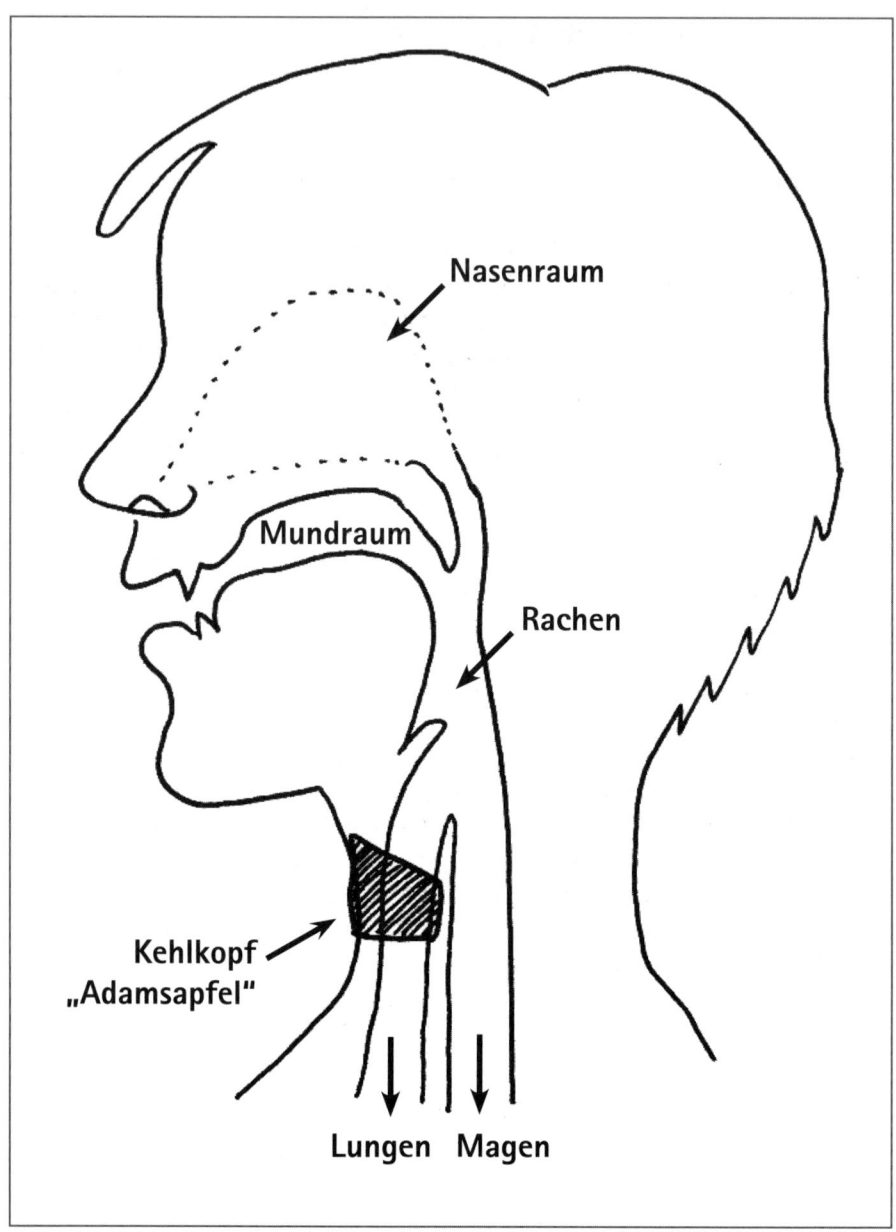

Abb. 1.1: Hals mit Kehlkopf und Hohlräumen

Übungen zur Selbstwahrnehmung
Lage des Kehlkopfes: Legen Sie einige Finger locker von vorne auf Ihren Hals (Ihre Kehle) und schlucken Sie einige Male.   → *Sie können fühlen, wie sich der Kehlkopf dabei auf und ab bewegt.*
Stimmerzeugung (Phonation):   Legen Sie eine Hand locker in Höhe des Kehlkopfes um den Hals und sprechen Sie im Wechsel einige Male ein lang gezogenes „scharfes S" wie in < Eis-ssssss > und ein „weiches S" wie in < SSSSSS-See >.   → *Sie können beobachten, wie beim „weichen S" (stimmhaft) im Kehlkopf Schwingungen erzeugt werden, die im gesamten Hals bzw. an der Kehle als Vibration gefühlt werden können. Beim „scharfen S" (stimmlos) dagegen fühlen Sie keine Schwingungen bzw. Vibrationen.*

Nachdem die ausströmende Luft den Kehlkopf passiert hat, kann sie in die darüber liegenden Hohlräume – den Rachenraum, den Mundraum und den Nasenraum – die zusammen als **„Vokaltrakt"** (siehe Abb.1.1) bezeichnet werden, gelangen. Zunächst dienen diese Räume als Teil der Atemwege, zum Riechen, zur Aufnahme und Zerkleinerung (Kauen) von Nahrung, deren Transport (Schlucken) und zum Schmecken.

In Bezug auf das Sprechen dient der Vokaltrakt zunächst als Resonanzraum, des Weiteren können die Lippen, die Zähne, der Gaumen, das Gaumensegel und vor allem die Zunge zur **Gliederung des Luftstromes bzw. der Artikulation**, d.h. zur Bildung von Sprachlauten eingesetzt werden (siehe Abb.1.2, S. 18).

Zunächst werden wieder zwei große Gruppen von Sprachlauten unterschieden: zum einen die Vokale („Selbst-Laute") und zum anderen die Konsonanten („Mit-Laute").

Vokale sind Laute, bei deren Bildung der Luftstrom im Vokaltrakt kein besonderes Hindernis überwinden muss – sie werden deshalb auch als „Öffnungslaute" bezeichnet. Es sind stimmhafte Sprachlaute, d.h. im Kehlkopf werden während ihrer Bildung gleichzeitig Schwingungen erzeugt. Da die Vokale den Kindern beim Erwerb in der Regel keine Probleme bereiten,

Definition „Laut / Sprachlaut"
 Wenn wir sprechen, reihen wir eine Reihe von Lauten aneinander – wir bilden eine Lautkette. Die Sprachlaute sind die wiederkehrenden kleinsten Einheiten, die sich einmal genau in Bezug auf ihre Bildung beschreiben lassen (Phonetik) und innerhalb einer Sprache eine Bedeutungsunterscheidung hervorrufen, wie z.B. bei < t > in „Tanne" gegenüber < k > in „Kanne". Die Bedeutung des Wortes ändert sich also allein durch die Verwendung von entweder < t > oder < k > (Phonologie).

sollen sie hier nicht im Einzelnen erläutert werden. Die Beobachtung einer Störung im Bereich der Vokalausformung sollte als Hinweis auf eine mögliche Höreinschränkung gewertet werden und eine entsprechende ärztliche Untersuchung einleiten.

Konsonanten sind Laute, bei deren Bildung der Luftstrom im Vokaltrakt ein besonderes Hindernis überwinden muss – sie werden deshalb auch als „Hindernislaute" bezeichnet. Sie können als Geräusche beschrieben werden, denn der Vokaltrakt dient in diesem Fall der Geräuschbildung.

Bei der Ausformung der unterschiedlichen Konsonanten werden im Deutschen drei verschiedene Aspekte miteinander kombiniert:

- **Stimmbeteiligung** (stimmlose und stimmhafte Laute)
- **Artikulationsstelle** bzw. Bildungsort (siehe Abb.1.2, S. 18)
- **Artikulationsmodus** bzw. Bildungsart

Stimmbeteiligung:

Probieren Sie folgende Konsonantenpaare aus, während Sie zur gleichen Zeit an Ihrem Kehlkopf die Stimmbeteiligung abfühlen: < **f – w – f – w** >, < **t – d – t – d** > und < **ch** > (wie in < ich >) in < **ch – j – ch – j** >.

→ *Sie werden bemerken, dass sich die Laute in ihrer Bildung im Vokaltrakt nicht unterscheiden, die einsetzende Stimme das Geräusch aber deutlich verändert.*

Artikulationsstelle:

Sprechen Sie nacheinander folgende Konsonanten und schließen Sie ruhig die Augen, um sie deutlich spüren zu können: < **f – ss – sch – (i)ch – (a)ch – h** > oder die Reihen < **p – t – k** > oder < **m – n – ng** > (< ng > wie am Ende von < Ring >).

→ *Sie fühlen, wie die Artikulation im Mundraum mit jedem Laut ein Stück weiter nach innen bzw. von vorne nach hinten wandert (vgl. Abb. 1.2).*

Artikulationsart:

Nasale (z.B. < m >) und Plosive (z.B. < b >): Probieren Sie < **m** > und < **b** > aus. Legen Sie zusätzlich einen Finger locker auf die Oberlippe bzw. unter die Nasenöffnungen.

→ *Sie werden spüren, wie bei < m > der Mund an den Lippen verschlossen bleibt und stattdessen der **Luftstrom durch die Nase** fließt (Sie bekommen warme Luft auf den Finger). Bei < b > dagegen strömt keine Luft durch die Nase, sondern der Luftstrom staut sich eine kurze Zeit lang hinter den verschlossenen Lippen, bis der **Verschluss** aufgesprengt wird und die Luft quasi **explosionsartig** entweichen kann. Besonders deutlich können Sie die Explosion auch bei < **p** > wahrnehmen.*

Plosive (z.B. < p, t >) und Frikative (= Reibelaute, z.B. < ss >): Probieren Sie nun < **t** > und < **ss** > aus. Halten Sie gleichzeitig Ihre flache Hand (wie beim Husten) vor Ihren Mund.

→ *Sie beobachten bei < t > einen kurzen **Verschluss** (mit der Zunge hinter den oberen Zähnen) mit **anschließender Explosion** der Luft, die Sie auch kurz auf Ihrer Hand spüren können. Bei < ss > bzw. „scharfem S" bemerken Sie dagegen einen **andauernden Luftstrom** (so lange Sie ausatmen können), der durch eine sehr enge Stelle (wie bei einer Düse) fließt, wobei durch die **Luftverwirbelung** das für < ss > typische, zischende Geräusch entsteht.*

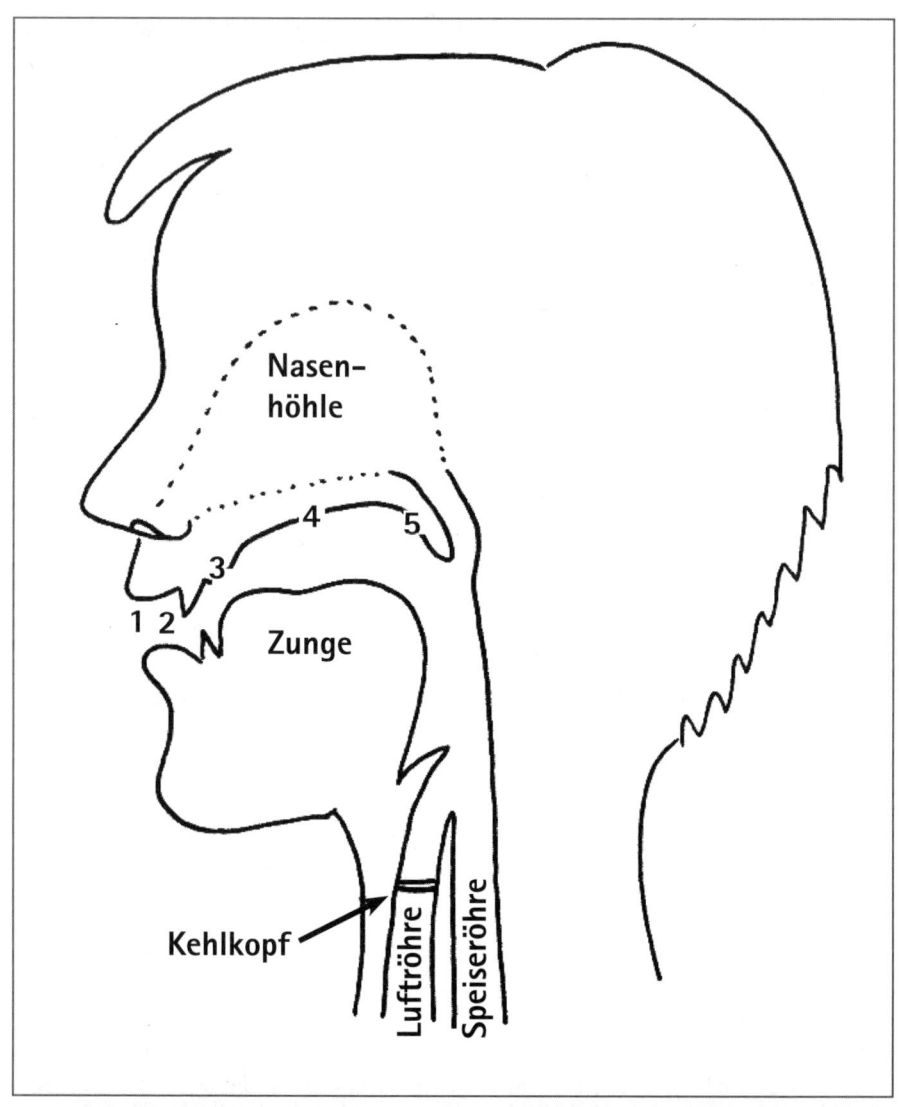

1. Lippen	2. Unterlippe und Zähne	3. hinter den Zähnen	4. harter Gaumen	5. weicher Gaumen
p, b, m	f, w (v)	t, d, n, l, s, sch	(i)ch, j	k, g, (a)ch, r

Abb. 1.2: Sagittalschnitt mit eingetragenen LAUTEN

Der Gebrauch von Sprachlauten (Phonologie)

Die Laute einer Sprache können nicht beliebig verwendet werden. Es gibt – für jede Sprache unterschiedlich – eine Reihe von **Regeln**, die z.B. darüber bestimmen, welche und wie viele Laute in einer Silbe kombiniert werden können und welche Laute in welcher Position (z.B. zu Beginn, in der Mitte oder am Ende einer Silbe) stehen dürfen. Wenn ein Kind Sprachlaute erwirbt, muss es nicht nur lernen, die Laute zu unterscheiden und zu sprechen, sondern vor allem auch, in welcher Weise es einen speziellen Sprachlaut (z.B. das „S") innerhalb der deutschen Sprache verwenden kann und welche Regeln dabei zu beachten sind. Zu diesen Regeln gehören z.B. die „Auslautverhärtung", die „Vokalisierung von R", die mögliche Kombination von Konsonanten am Silben- / Wortanfang.

Silbe:
Wörter lassen sich in rhythmische Einheiten teilen. Sie kennen bestimmt das beliebte „Silbenklatschen", z.B. < Pa – pa – gei > oder < Mar – me – la – de >. Kern einer Silbe ist dabei immer ein Vokal (siehe S. 15). Um den Vokal können sich im Deutschen Konsonanten (siehe S. 16) gruppieren: Vor dem Vokal stehen maximal 3 Konsonanten und nach dem Vokal maximal 4 Konsonanten. In den folgenden Wörtern ist der Vokal jeweils fett gedruckt.
Beispiele (einsilbige Wörter):
< Arm, warm, klar, Ei, Eis, Brei, breit, Kuh, Kur, Kunst, Knast, Strumpf, Herbst >.

Wort:
Vereinfacht gesagt ist ein Wort die Verbindung einer bestimmten Lautkette mit einem bestimmten Inhalt. Ein Wort besteht also aus zwei Aspekten. Auf der einen Seite aus dem Wortklang (z.B. die Lautfolge < T-i-sch >) und auf der anderen Seite aus der Wortbedeutung (also „Gegenstand mit Platte und Beinen, meist um daran zu sitzen").

Auslautverhärtung:

Die deutsche Sprache (Standardaussprache) lässt – mit Ausnahme der Vokale und < l, m, n > – nur stimm_lose_ Konsonanten am Ende von Silben / Wörtern zu. Lassen Sie sich nicht durch die Schreibung täuschen und hören Sie einmal genau hin, wie Sie folgende Worte sprechen. Achten Sie dabei jeweils genau auf den letzten Laut des Wortes! < Wal_d_ (aber Wäl_d_er) – We_g_ (aber We_g_e) – lie_b_ (aber Liebe) – bra_v_ (aber bra_v_er Hund) – Nei_d_ (aber nei_d_isch) – Le_s_art (aber le_s_en) >.

→ *Sie werden bemerken, dass Sie am Ende des Wortes bzw. am Silbenende immer < **p, t, k, f** und „scharfes **s**" > anstelle von geschriebenem < **b, d, g, v** und „weichem **s**" > sprechen.*

Vokalisierung von „R":

In der deutschen Standardaussprache wird das hintere < r > _nach_ Vokalen am Silben- / Wortende nicht mehr als < r > realisiert, sondern durch einen **a-Laut** ausgedrückt. Sprechen Sie folgende Wörter und achten Sie besonders auf den **r-Laut**. Lassen Sie sich dabei durch die Schreibung nicht irritieren, sondern sprechen Sie die Wörter, wie es in der Umgangssprache üblich ist! < Tü_r_ (aber Tü_r_en) – Uh_r_ (aber Uh_r_en) – abe_r_ – Weber (Webe_r_ei) – Mee_r_ (aber Mee_r_e) – ver_graben – st_r_euen – ze_r_st_r_eut >.

→ *< **r** > wird nur am Wort- oder Silbenanfang und in Konsonantenverbindungen wie < **r** > gesprochen, nach Vokalen aber wie ein **a–Laut**.*

Konsonantenverbindungen am Wortanfang:

Möglich sind im Deutschen z.B. eine Reihe von Verbindungen mit < r > und < l > als zweitem Konsonanten wie in < pressen, Blume, fragen, Traum, Schrei, schlau, drehen, klug, Glas, grün >.

→ *Umgekehrt gibt es aber keine Wörter mit < Lb-, Rp-, Rf-, Rt-, Lsch- > etc. Die Reihenfolge der Laute in Konsonantenverbindungen ist also geregelt. Deutsche Wörter können aber z.B. auch nicht mit < Wl-, Tl- oder Dl- > beginnen – die Verwendung von < **l** > als zweitem Konsonant ist also eingeschränkt.*

Wie wird aus Sprachlauten Sprechen?

Das kleinste Teilchen des Sprechens ist der Laut, somit muss das Kind zum Sprechen zunächst die Laute und die Regeln, wie diese sich verbinden lassen lernen. Sprechen / Aussprache bedeutet aber, dass noch viel mehr Kompetenzen gebraucht werden als „nur" die Fähigkeit, Laute zu sprechen. Im Folgenden sollen die verschiedenen Kompetenzen beschrieben werden.

Das periphere Hören

Damit ein Kind sprechen lernen kann, damit es Sprache hören kann, muss es in der Lage sein zu hören. Töne, Klänge, Sprache sind Schallereignisse und treffen so auf unser Ohr. Der Schall wird durch das Trommelfell in das Mittelohr geleitet, wo er über die Gehörknöchelchen zum Ovalen Fenster, dem Eingang zum Innenohr, geleitet wird (siehe Abb. 1.3). Bis hierhin spricht man vom peripheren Hören. Die Schallübertragung bis zum Innenohr ist bei Kindern häufig durch sich wiederholende Mittelohrentzündungen oder auch Paukenergüsse behindert. Indem sich durch Bakterien im Mittelohr Eiter bildet, wird die Beweglichkeit des Trommelfells und der Gehörknöchelchen eingeschränkt. Schon eine geringe Einschränkung in diesem Bereich kann verhindern, dass Kinder den Unterschied zwischen den Lauten < k – t oder g – d > oder zwischen < f, sch, s, ch (ich) > nicht mehr wahrnehmen können. Daher ist ein gesundes peripheres Hören eine wichtige Voraussetzung für eine regelrechte Sprachentwicklung und das Gelingen einer logopädischen Therapie.

Das zentrale Hören

An das Ovale Fenster schließt sich die Hörschnecke an, wo für jede Schallfrequenz Haarzellen vorhanden sind, die Impulse an den Hörnerv weiterleiten. So werden

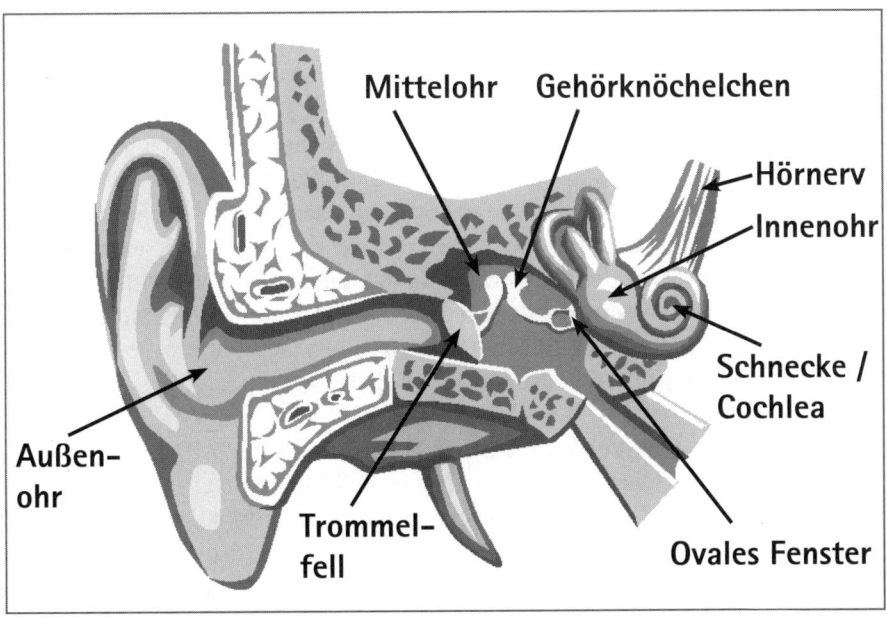

Mittelohr   Gehörknöchelchen

Hörnerv

Innenohr

Schnecke / Cochlea

Außen- ohr

Trommel- fell

Ovales Fenster

Abb. 1.3: Aufbau des Ohres

die gehörten Informationen über den Hörnerv ins Gehirn geleitet. Man spricht hier vom zentralen Hören. Wenn eine Hörstörung in diesem Bereich vorliegt, spricht man von einer zentralen Hörstörung oder Schallempfindungsstörung. Diese kann durch eine frühzeitige Hörgeräteversorgung oder ein Cochlea Implantat therapiert werden, so dass eine bessere Voraussetzung für den Spracherwerb gegeben ist. Dennoch haben Kinder mit beidseitigen schweren, bis an Taubheit grenzenden Hörstörungen häufig auch im Erwachsenenalter Schwierigkeiten mit einer korrekten Lautbildung und einer deutlichen, gut verständlichen Aussprache.

Die Hörverarbeitung

Hat ein Kind etwas gehört, so beginnt das Gehirn sofort mit der Analyse des gehörten Materials. Zunächst wird unterschieden, ob Sprache oder ein Geräusch, zum Beispiel eine Klingel, vernommen wurde. Die Verarbeitungswege, die anschließend einsetzen, laufen anders ab, je nachdem, ob Geräusche oder Sprache verarbeitet werden soll. Wenn es um die Verarbeitung von Sprache geht, wird mit Hilfe des phonologischen Arbeitsgedächtnisses die sprachliche Information so lange festgehalten und wiederholt, bis (im Hinblick auf Aussprache) das sprachliche Material in seine Einzelteile zerlegt wurde. Je nach Alter des Kindes wird das Wort als Ganzes oder in seinen kleineren Teilen, zum Beispiel in Silben und später auch in seinen Lauten analysiert. Im Gehirn wird anschließend verglichen, ob das Wort schon einmal gehört und gespeichert wurde oder ob es sich um ein neues Wort handelt. Je häufiger das Kind ein Wort hört und je mehr Bedeutung es für ein Kind bekommt, desto eher speichert das Kind das Gehörte ab. So baut das Kind seinen Wortschatz auf. Je genauer diese Analyse stattfindet, desto korrekter werden Wörter abgespeichert. Gelingt es dem Kind aber nicht festzustellen, dass sich verschiedene Laute seiner Muttersprache im Klang unterscheiden, wird es diesen Unterschied auch beim Abspeichern nicht machen. Klingen die Laute < t > und < k > für das Kind identisch, so wird es wahrscheinlich im Sprechen nur einen der beiden Laute verwenden. Auch wenn Kinder mit zunehmendem Alter nicht in der Lage sind, kleinere Wortanteile (wie Silben, Einzellaute) zu erkennen, sondern Wörter nur als Ganzes erfassen, kommt es zu ungenauen Wortabspeicherungen und damit auch zu Fehlern in der Aussprache.

Die Speicherfunktionen des Gehirns

Neben der Funktion, Wörter als Klang – als einen festgelegten Lautestrang – abzuspeichern, hat das Gehirn noch zwei weitere Speicherfunktionen, die für die Aussprache wichtig sind. Zum einen speichert das Gehirn die Bedeutung von Dingen. Das Kind lernt, dass Dinge eine Bedeutung haben, eine Beschaffenheit, z.B. Form, Material und Farbe. Es lernt, was man mit Dingen machen kann, oder dass Dinge etwas tun können.

Beispiel: Objektbedeutung

< Glas >: Hohlkörper; zum Trinken; zerbrechlich; es geht kaputt, wenn es runterfällt; Inhalt ist nass; hat mit Durst zu tun; ist durchsichtig ...

Zu der Bedeutung des Objektes wird wie beschrieben der Name für dieses Objekt gespeichert < Glas >. Wenn nun das Kind dieses Wort auch sagen möchte, so muss es einen Plan davon haben, welche Laute es in welcher Reihenfolge aussprechen muss und welche Bewegungsabfolgen dafür im Mundraum nötig sind.

Beispiel: Sprechbewegungen

< Glas >: Mund auf, der Luftstrom wird angesetzt, aber durch den Zungenrücken, der gegen den hinteren Gaumen drückt, abgestoppt. Der Verschluss wird plötzlich gelöst, wobei dem Luftstrom Stimme beigemischt ist (/g/). Nun legt sich während der weiterhin stimmhaften Luftstromzufuhr die Zungenspitze recht breit hinter den Zähnen oben an den Gaumen und die Luft entweicht seitlich (/l/). Die Zunge löst sich weich ab, während die Stimme bleibt, und schwebt tief im Mund (/a/). Der Mund schließt sich etwas, die Zähne berühren sich, die Zunge wird gespannter, während die Stimme aussetzt. Durch die Zungenform und -lage wird mit Hilfe der weiter ausströmenden Luft das /s/ gebildet. Der Luftstrom hört auf, das Wort ist ausgesprochen. Alle Bewegungen sind dabei zeitlich genau aufeinander abgestimmt und ermöglichen eine fließende Sprechbewegung.

Dieses Programm für den Bewegungsablauf eines Wortes wird für alle Wörter, die das Kind häufig benutzt, immer weiter automatisiert, bis es fest gespeichert ist. Es kann also automatisch abgerufen werden, z.B. wenn ein Kind ein Bild benennen soll. Gelingt es Kindern nicht, ein solches Programm zu speichern, werden sie insbesondere lange Wörter stets anders aussprechen, da sie den Bewegungsablauf für jedes Wort immer neu zusammensetzen müssen, wenn sie das Wort sagen wollen. Damit sind sie selbst für nahe stehende Personen oft unverständlich.

Möchte ein Kind nun ein Wort sagen, so muss nach der Auswahl des korrekten Bewegungsplanes noch das richtige Sprechtempo, die Lautstärke und Betonung ausgewählt werden, bevor das Wort nun von den Artikulationsorganen realisiert werden kann. Sind diese Organe fehlerhaft, wie zum Beispiel durch eine angeborene Spalte, so wird es für das Kind schwieriger, die Laute so auszusprechen, wie wir es vom Klang her gewohnt sind. Auch kann es vorkommen, dass eine deutliche Schwäche der Zungenmuskulatur die korrekte Bildung der Laute /s/ oder /sch/

beeinträchtigt, so dass es zu einem Lispeln oder einer ungewöhnlichen Produktion des /sch/ kommt.

Es gibt also eine Anzahl von Schritten, die notwendig sind, damit das Kind ein gehörtes Wort auch korrekt verarbeitet, speichert und produziert. Immer wenn einer der Schritte eingeschränkt ist, kann es zu Problemen in der Aussprache kommen. Für eine erfolgreiche Therapie ist es daher notwendig, die problematische Ebene zu erkennen, denn nur wer das Problem direkt angeht, kann es auch beheben. Abb. 1.4 stellt die Kette der Schritte noch einmal dar.

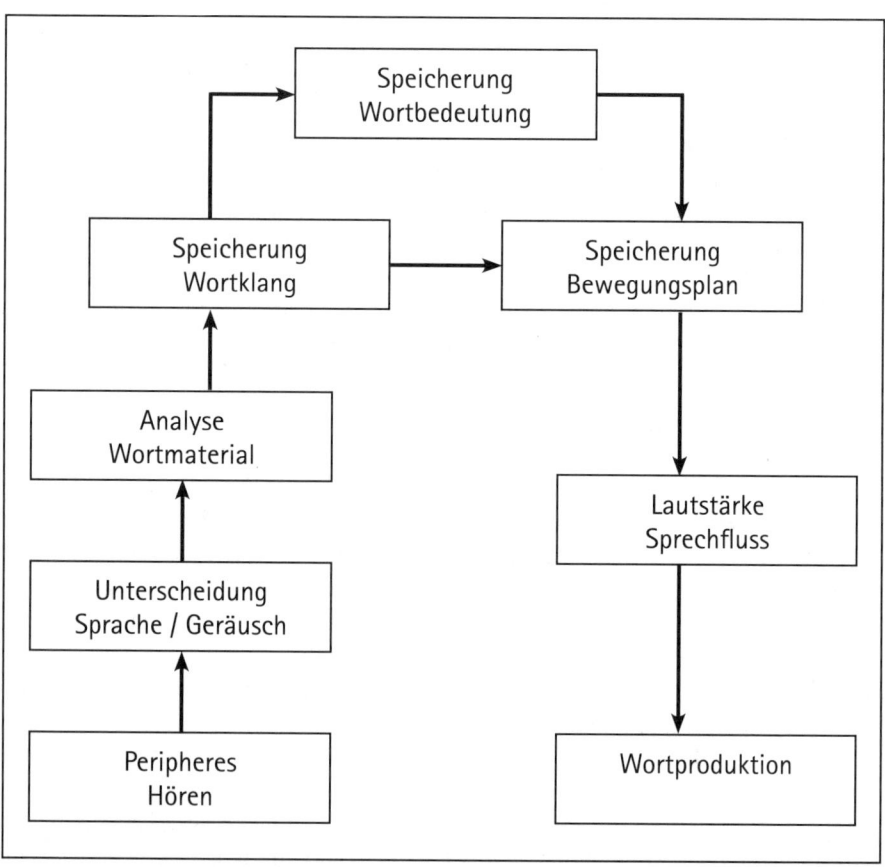

Abb. 1.4: Sprechverarbeitung in Anlehnung an Stackhouse & Wells (1997)

Wie entwickelt sich die „Aussprache"?

Vom ersten Schrei zum Lautieren: Das Lallen

Schon in den ersten Minuten des Lebens gibt das Kind lautliche Äußerungen von sich. Der erste Schrei nach der Geburt eines Kindes markiert den Beginn der Lautentwicklung. In den ersten Monaten produziert das Kind Schreilaute und unwillkürliche Laute, die zum Beispiel beim Trinken entstehen (Schmatzlaute). Ab dem **2. bis 3. Lebensmonat** beginnt das Kind einzelne Sprachlaute zu produzieren (Lallen), wobei meistens Laute wie „ä", Gurrlaute (Laute, die hinten im Rachen gebildet werden) oder /h/ verwendet werden. Das Spektrum der vom Kind produzierten Laute wächst stetig, wobei die Laute zunächst eher Zufallsprodukte als gezielte Lautproduktionen sind. Alle Kinder weltweit verwenden in den ersten sechs Lebensmonaten die gleichen Laute. Man nennt diese Zeit auch die *1. Lallphase*.

Ab dem 6. Lebensmonat beginnen die Kinder „sprachspezifisch" zu lallen, d.h., die Kinder beginnen Laute gezielt zu produzieren. Sie fangen an Lallketten zu bilden (z.B. bababa, rarara) und produzieren besonders die Laute vermehrt, die sie in ihrer Muttersprache am häufigsten hören. Die Laute, die nicht in der Muttersprache vorkommen, werden mehr und mehr vernachlässigt. Diese Phase wird auch die *2. Lallphase* genannt.

Das Kind orientiert sich in dieser Zeit besonders an dem, was es von der Umwelt hört. Das Hören ist zusammen mit der für das Kind positiven Erfahrung von Interaktion mit der Umwelt, insbesondere den Bezugspersonen, die treibende Kraft für das Lallen. Kinder, die nicht hören können oder starke Hörbeeinträchtigungen haben, verstummen in dieser Zeit. Das Lallen ist eine lustvolle und spielerische Aktivität.

Während der Lallphasen produziert das Kind nicht nur die Laute seiner Muttersprache, sondern es lernt auch die Regeln der muttersprachlichen Intonation (Sprachmelodie) und die Regeln, nach denen Wörter in seiner Sprache betont werden, kennen. Für das Deutsche ist das Betonungsmuster „betonte Silbe gefolgt von unbetonter Silbe", z.B. Ampel, das prägnanteste Muster. Diese Regeln werden direkt vom Kind imitiert. Daher muss das Lallen als ein wichtiger Meilenstein in der kindlichen Sprachentwicklung gewertet werden. Kinder, die ausgesprochen wenig oder gar nicht lallen, erfordern unsere besondere Wachsamkeit hinsichtlich der Sprachentwicklung. Ein auffälliges Lallen kann ein frühes Symptom für spätere Sprach- oder Ausspracheprobleme darstellen.

Beispiel
Intonation:
Bei einer Frage geht im Deutschen die Stimme am Ende des Satzes nach oben, bei einer Aussage nach unten.
„Gehst du in den Keller?"
„Du gehst in den Keller."
Wortbetonung:
Kanne: Kan ne
Kapitän: Ka pi tän

Vom Lallen zum ersten Wort

Das eine Kind mit *ca. 12 Monaten*, das andere Kind etwas später: Rund um das erste Lebensjahr beginnen Kinder Lautäußerungen nicht nur zum Spaß zu produzieren, sondern sie fangen auch an, ihnen Bedeutung zu verleihen. Zum Beispiel kann ein Kind auf einer Decke mit einer Rassel beschäftigt sein und verschiedene Laute von sich geben als Zeichen, dass es zufrieden mit sich spielt. Dabei können wir „mamamam - brrr - ääää!" hören. Um den ersten Geburtstag herum kann eben dieses Kind in die Küche gekrabbelt kommen und gezielt „Mama" äußern, um die Aufmerksamkeit seiner Mutter zu erreichen. Hier wird die Lallkette „mamamam" verkürzt und mit der Bedeutung „Mutter" versehen eingesetzt. Das Kind zeigt damit, dass es verstanden hat, dass

- Dinge einen Namen haben,
- man mit Sprache auf etwas Bezug nehmen kann,
- Sprechen einen weiteren Sinn hat als nur das lustvolle Produzieren von Lauten.

Vom ersten Wort zur Geschichte

Sobald Kinder die Kraft der Wörter entdeckt haben, sammeln sie diese zunächst ganz langsam. Der Erwerb der **ersten fünfzig Wörter** dauert ca. bis zum 18.-22. Lebensmonat. Mit ca. 1;5 Jahren sollte ein Kind ca. 50 Wörter erworben haben. Ist dies nicht der Fall, könnte dies ein weiteres Symptom für eine spätere Sprach- oder Aussprachestörung sein.

Obwohl die Kinder während des Lallens eigentlich alle Laute ihrer Muttersprache verwenden, so ist doch das Lautrepertoire des Kindes sehr eingeschränkt, sobald es beginnt Wörter zu sprechen, . In der Regel verwenden Kinder zunächst die Vokale „a, e, i, o, u, ä, ö, ü, ei, au, eu" und die Konsonanten „m, n, b, p, d, t". Das Kind nimmt ein Wort „ganzheitlich" wahr, d.h., es ist noch nicht in der Lage wahrzunehmen, dass ein Wort aus verschiedenen Anteilen (Silben [Kapitän = Ka pi tän = drei Silben] oder sogar einzelnen Lauten [Papa = p a p a = vier Laute]) besteht. Es versucht das Gehörte so ähnlich wie möglich zu imitieren. Es setzt dabei zwei Techniken zur Verbesserung seiner Aussprache ein: Zum einen wiederholt es das Wort immer wieder und zum anderen hört es genau auf die Reaktion des Zuhörers und versucht, sich dieser möglichst anzupassen.

Beispiel

Mutter und Kind spielen im Kinderzimmer. Die Katze ist durch die Türe im Nebenzimmer sichtbar. Das Kind sagt: „mau" und zeigt auf die Katze. Die Mutter nickt und sagt: „Ja, da ist die Katze, die macht miau". Wieder sagt das Kind „miauau?", aber hebt dabei die Stimme, um eine Frage anzuzeigen. Die Mutter antwortet: „Ja, miau macht die Katze."
Hier zeigt das Kind mit der zweiten Äußerung, dass es verstanden hat, dass die erste Äußerung noch verbesserungswürdig war und dass sie noch nicht so geklungen hat wie das Vorbild.

Im **zweiten Lebensjahr** müssen Kinder aus sprachlicher Sicht zwei wesentliche Schritte vollziehen. Sie müssen zum einen die Bedeutung von Wörtern verstehen und so ihren passiven Wortschatz (die Wörter, die ein Kind versteht) und ihren aktiven Wortschatz (die Wörter, die das Kind selbst verwendet) aufbauen. Zum anderen müssen sie mehr und mehr Laute erwerben, damit sie für den Zuhörer verständlicher werden. Die Vokale (a, e, i, o, u, etc.) werden von den Kindern von Anfang an sehr gut beherrscht, während die Konsonanten der deutschen Sprache von den meisten Kindern bis zum Alter von 4;5 Jahren in folgender Abfolge erworben werden (siehe Tabelle 2.1).

Die Konsonantenverbindungen, z.B. < br, tr, bl, schm >, werden in der Regel zwischen 3;6 – 4;5 Jahren erworben, wobei die Konsonantenverbindungen mit „sch" eher später und die dreiteiligen Konsonantenverbindungen wie „str" und „spr" zum Schluss erworben werden.

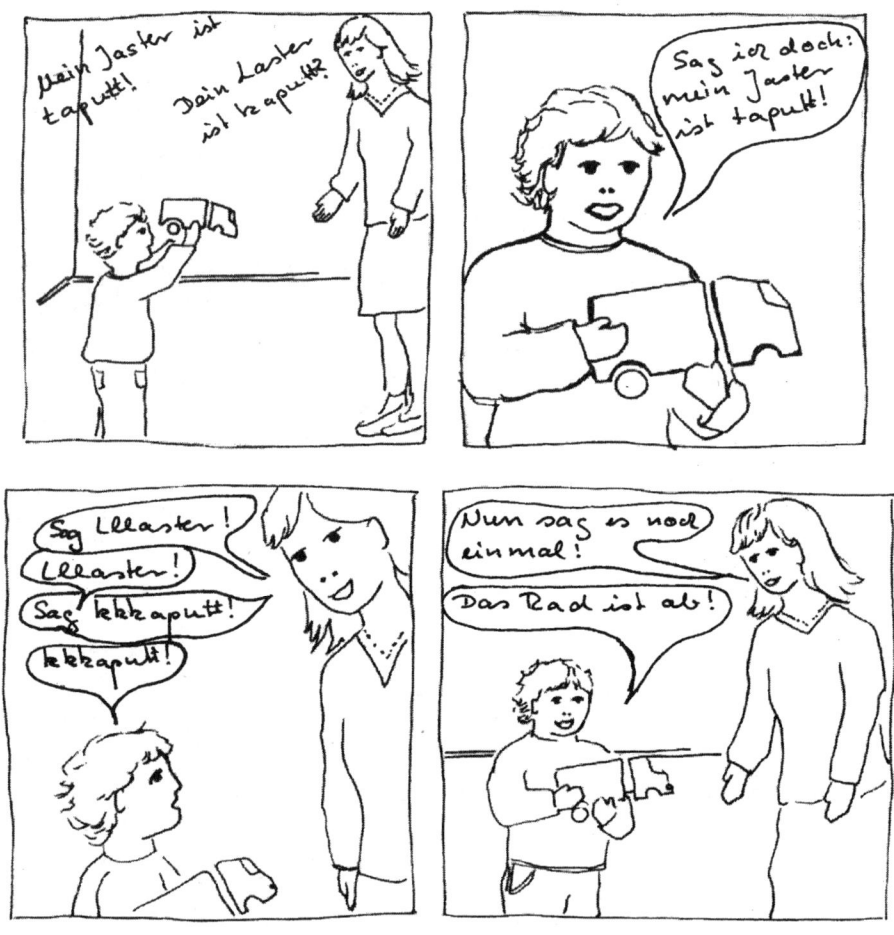

Tabelle 2.1: Abfolge des Lauterwerbs bei deutschsprachigen Kindern							
Alter Laut	1;6 - 1;11	2;0 - 2;5	2;6 - 2;11	3;0 - 3;5	3;6 - 3;11	4;0 - 4;5	4;6 - 4;11
p							
d							
m							
b							
t							
n							
w							
ss							
s							
h							
k							
ng							
f							
(a)ch							
l							
g							
pf							
j							
r							
z							
(i)ch							
sch							

Die grau markierten Kästchen besagen, dass 75% aller Kinder dieses Alters diese Laute beherrschen.

Inkonsequente Wortproduktionen

Im zweiten Lebensjahr ist es normal, dass Kinder in ihren Wortproduktionen sehr flexibel sind. Das gleiche Wort wird nicht immer gleich ausgesprochen (siehe Beispiel S. 41). Man nennt dies eine *inkonsequente* Wortproduktion. Diese Inkonsequenz kann mit der hohen Anforderung des steten Erwerbens neuer Wörter und neuer Laute begründet werden. Gegen Ende des zweiten Lebensjahres, mit ca. 2;8 Jahren, stabilisiert sich dies und Kinder zeigen jetzt eindeutige Ersetzungs- und Auslassungsmuster für Laute. Das hat zur Folge, dass das Kind für die Umwelt recht gut zu verstehen ist, da es ganz systematische „Fehler" macht, die vom Zuhörer meist leicht „übersetzt" werden können. Tritt dies nicht ein und bleiben Kinder auch für die Bezugspersonen unverständlich, sollten diese Kinder logopädisch untersucht werden.

Phonologische Prozesse

Die systematischen Auslassungen oder Ersetzungen von Sprachlauten nennt man **phonologische Prozesse**, worunter Folgendes zu verstehen ist: Solange ein Kind einen Laut oder eine Lautverbindung (Konsonantenverbindung = zwei bis drei Konsonanten hintereinander, z.B. „br" in Brille oder „str" in Strumpf) noch nicht erworben hat, ersetzt es diesen / diese oder lässt ihn / sie aus. Die Art und Weise, in der Kinder Laute auslassen oder ersetzen, ist in jeder Muttersprache regelhaft, d.h., alle Kinder dieser Muttersprache verwenden die gleichen Muster. Die meisten Muster lassen sich sogar sprachenübergreifend (in allen Sprachen auftretend) finden.

Beispiel

Lena, 2;9 Jahre, sagt: „is tomme in den Tinderdaten in die nettenduppe" und meint: „Ich komme in den Kindergarten in die Schneckengruppe."

Der Laut „ch" in „ich" wird dabei zu einem „s". Dies passiert nicht nur in diesem Wort, sondern in allen Wörtern mit „ch" (wie in < ich >) und wahrscheinlich auch in allen Wörtern mit „sch". Man nennt dies eine Vorverlagerung der Laute „ch" und „sch", da diese Laute weiter hinten im Mundraum gebildet werden als der Laut „s". Auf gleiche Weise werden der Laut „k" in „komme", in „Kindergarten" und in „Schnecke" und der Laut „g" in „Kindergarten" und „Gruppe" durch die Laute „t" und „d" ersetzt. Auch hier spricht man von einer Vorverlagerung, aber diesmal der so genannten velaren Laute. Dies sind Laute, die weit hinten im Mundraum mit dem Zungenrücken gebildet werden, im Gegensatz zu den Lauten „t" und „d", die hinter den Zähnen mit der Zungenspitze gebildet werden (siehe Abb. 2.1 Mundraum Seitenschnitt mit Pos. t, d, k, g).

Bei dem Wort „nettenduppe" = Schneckengruppe" kommt es zu einer Auslassung des „sch" in der Konsonantenverbindung „schn" und des Lautes „r" in „gr". Man nennt dies auch eine Reduktion der Konsonantenverbindung.

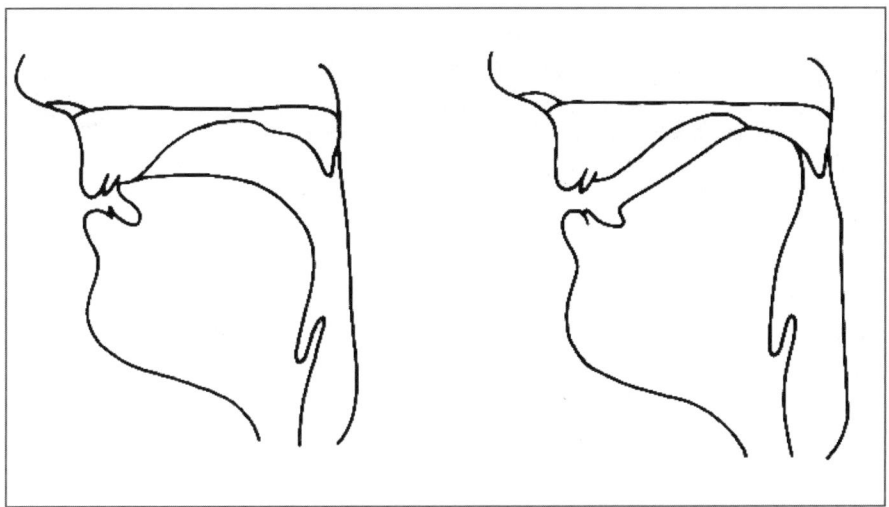

Abb. 2.1: Schematische Seitenansicht von der Zungenlage bei der Bildung von „t" und „k"

Phonologische Prozesse treten zu unterschiedlichen Alterszeitpunkten auf und werden auch zu unterschiedlichen Zeiten überwunden. Die Tabelle 2.2 zeigt die wesentlichen phonologischen Prozesse jeweils mit Beispielen und einer Altersangabe, wann diese Prozesse überwunden sein sollten. Sollten Sie bei Ihrem Kind gehäuft Ersetzungen oder Auslassungen von Lauten feststellen, die in dieser Tabelle nicht beschrieben werden (siehe auch Kapitel *Kinder mit einer nicht regelrechten Aussprachestörung [„Konsequente Phonologische Störung"]*, oder sollte Ihr Kind einen Prozess ca. sechs bis neun Monate länger als in der Tabelle beschrieben zeigen (siehe auch Kapitel *Kinder mit einer zeitlich verzögerten Aussprachestörung [„Phonologische Verzögerung"]*, sollten Sie Ihr Kind logopädisch untersuchen lassen.

Tabelle 2.2: Phonologische Prozesse bei deutschsprachigen Kindern		
Überwunden mit X Jahren	**Phonologischer Prozess**	**Beispiel**
mit 2;5 Jahren	Ersetzung von „r" zu „h"	Roller → Holler
mit 3;6 Jahren	Vorverlagerung von „k, g, ng" zu „t, d, n"	Kaffee → Taffee Garten → Daten Ring → Rinn
mit 3;6 - 4;5 Jahren	Vorverlagerung von „ch" (ich) und „sch" zu „s" Reduktion von Konsonantenverbindungen	ich → is Schule → sule Blume → lum Schnecke → necke

Die phonologischen Prozesse werden dadurch überwunden, dass das Kind mehr und mehr Laute erwirbt, so dass diese nicht mehr ausgelassen oder ersetzt werden müssen. Im Alter von spätestens 4;5 Jahren sollte der Lauterwerb abgeschlossen sein.

Das Lispeln / der Sigmatismus

Manche Kinder (fast 40% aller Vor- und Grundschulkinder) lispeln. Das bedeutet, dass die Zunge bei der Produktion der „s"-Laute zu weit vorne ist, so dass sie an die Zähne stößt oder sogar zwischen den Zähnen hindurch geschoben wird. Man nennt dies Sigmatismus addentalis (Lispeln mit der Zunge ‚an den Zähnen') oder Sigmatismus interdentalis (Lispeln mit der Zunge ‚zwischen den Zähnen'). Manche Kinder zeigen dies schon bei ihren ersten Wörtern, z.B. „heiß" oder „Eis". Diese Kinder verlieren das Lispeln meist nicht von alleine, so dass eine logopädische Behandlung notwendig wird (siehe auch Kapitel *Kinder mit rein artikulorischer Fehlbildung [„Artikulationsstörung / Phonetische Störung"]* und *Behandlung der Artikulationsstörung / Phonetischen Störung*). Es muss in der Regel davon ausgegangen werden, dass das Lispeln nur selten von allein überwunden wird. Manchmal gibt es sich mit dem Zahnwechsel.

Wie kommt es zu Aussprachestörungen?
Ursachen - Risikofaktoren - Schuld

Ursachen

In der logopädischen Praxis ist eine der häufigsten Fragen an die TherapeutInnen, die Frage nach dem Grund für die Sprach- oder Aussprachestörung des eigenen Kindes. Diese Frage kann nur manchmal befriedigend beantwortet werden, denn die **Ursache** für die Aussprachestörung ist nur selten eindeutig ermittelbar. Von klaren Ursachenzusammenhängen kann dann gesprochen werden, wenn eine medizinische Diagnose vorliegt, wie z.B.

- Angeborene Hörstörung oder Schwerhörigkeit
- Spaltbildungen (Lippen-Kiefer-Gaumen-Spalten) oder andere Gesichtsfehlbildungen
- Neurologische Erkrankungen (z.B. Zerebralparese)
- Geistige Behinderungen (z.B. bei Down-Syndrom)

In all diesen Fällen liegen organische oder kognitive (geistige / lernverarbeitende) Bedingungen vor, die die Ausspracheentwicklung gefährden. Bei **angeborenen Höreinschränkungen** ist dem Kind einer der Hauptwege zum Erfahren von Sprache – das Hören – versperrt oder behindert. Weder kann es gut hören, was sein Gegenüber ihm sagt, noch kann es kontrollieren, ob das, was es selbst gesagt hat, auch korrekt klingt.

Bei Kindern mit verschiedenen Formen von **Spalten** oder weiteren **Gesichtsknochenfehlbildungen** liegt eine Fehlbildung der Sprachwerkzeuge (siehe Kapitel *Wie funktioniert „Aussprache"?*) vor. Das Kind macht daher „ungewöhnliche" Erfahrungen, wie sich die Produktion der verschiedenen Laute anfühlt. Die produzierten Laute können sich anders anhören als bei einem gesunden Kind. Es kommt hier zu einer Einschränkung der Lautproduktion, wobei zusätzlich oft auch Probleme in der Lautwahrnehmung auftreten, da diese Kinder häufig zusätzlich an Mittelohrerkrankungen leiden (siehe auch Ratgeber *LKGS-Spalten*).

Kinder mit **muskulären neurologischen Erkrankungen**, bei denen die Muskelkraft, -spannung oder -koordination der Sprechwerkzeuge nicht ausreichend entwickelt sind, haben ebenfalls primär Probleme in der Lautproduktion bzw. bei der kontrollierten Bewegungsausführung.

Geistige Behinderungen, wie z.B. bei Kindern mit Down-Syndrom, haben zur Folge, dass die Entwicklungs- und Lernprozesse dieser Kinder eingeschränkt sind. Damit vollziehen sich Entwicklungs- und Lernschritte langsamer und mühsamer, was bedeutet, dass die kognitive Verarbeitung, die Wahrnehmungs- und Verarbeitungsschritte von Sprache im Gehirn nicht oder in dem Maße wie bei Regelkindern gelingt. Hinzu kommt oft auch eine myofunktionelle Schwäche (Muskelspannung, siehe auch Kapitel *Wie sieht eine Aussprachestörung aus?*), die zusätzlich die Lautproduktion beeinträchtigt.

Risikofaktoren

Die meisten Kinder mit Aussprachestörungen zeigen aber keinen organischen Befund. Keine medizinische Diagnose ist mit Sicherheit in der Lage zu erklären, warum es zu einer Aussprachestörung gekommen ist. Allerdings weiß man, dass es eine Reihe von *Risikofaktoren* gibt, denen Aussprachestörungen folgen können. Wenn man von Risikofaktoren spricht, meint man damit, dass ein Kind ein erhöhtes Risiko trägt, eine Aussprachestörung zu entwickeln. Diese muss aber nicht in jedem Fall eintreten. So können Kinder auch eine Aussprachestörung zeigen, ohne einen der uns bekannten Risikofaktoren aufzuweisen. Außerdem können Kinder mehrere Risikofaktoren gleichzeitig zeigen und andererseits kann eine Summe von vorliegenden Risikofaktoren auch bei einem völlig unauffälligen Kind vorliegen. Einige Faktoren haben sich trotzdem als bedeutsam für Aussprachestörungen herausgestellt. Das bedeutet, dass sich diese Faktoren häufiger bei ausspracheauffälligen Kindern beobachten lassen als bei ausspracheunauffälligen Kindern. Dazu gehören:

- Viele **Mittelohrentzündungen**, wahrscheinlich insbesondere im 1.-3. Lebensjahr
- **Paukenergüsse**
  Lange unerkannte oder unbehandelte Mittelohrentzündungen / Paukenergüsse
- **Auffällige Geburtsverläufe, Schwangerschaften** (Frühgeburt, Sauerstoffmangel, Saugglocken- oder Zangengeburt)
- **Genetische Faktoren:** Familiärer Sprachschwächetyp: Innerhalb der näheren Familie gibt es weitere Personen mit Sprachproblemen oder Lese-Rechtschreibstörungen
- Ungünstig langes und falsches **Saug- und Schluckverhalten:** Schnullern, Daumenlutschen, Nuckelfläschchengebrauch, falsches

Schluckmuster (myofunktionelle Störungen, siehe auch Kapitel *Kinder mit rein artikulatorischer Fehlbildung [„Artikulationsstörung / Phonetische Störung"]* und Ratgeber *Myofunktionelle Störungen*)

Auch wenn die Frage bezüglich der Ursache meist nicht eindeutig geklärt werden kann, so sollte erwähnt werden, dass diese Frage nur von zweitrangiger Bedeutung ist. Ursachen und Risikofaktoren lassen sich nur in den seltensten Fällen beheben. Von zentraler Bedeutung ist aber, dass Arzt und Therapeutin / Therapeut eine stabile Hypothese über die Ebene der Lautsprachverarbeitung haben, auf der das Problem für die Aussprache entsteht: im Bereich des Hörens, des Wahrnehmens, des Verarbeitens, des Speicherns, des Abrufens oder des Produzierens von Lauten. Aufgrund des aktuellen Forschungsstandes sind wir inzwischen in der Lage, die Behandlung so genau auf die entsprechende, problematische Ebene der Sprachverarbeitung abzustimmen, dass eine Aussprachestörung gezielt und erfolgreich behandelt werden kann.

Schuld

Eltern fragen sich immer wieder, ob sie eine „Schuld" an der Aussprachestörung ihres Kindes trifft. Dies soll hier ausdrücklich verneint werden. Allerdings können Eltern und weitere Bezugspersonen des Kindes die Sprachentwicklung und die Behandlung einer Aussprachestörung positiv unterstützen (siehe auch Kapitel *Wie können Eltern die Behandlung einer Aussprachestörung unterstützen?*). Während der ersten Lebensjahre sind die Eltern meistens die engsten Bezugspersonen des Kindes und haben somit den häufigsten Kontakt. Es ist hilfreich für die Sprachentwicklung im Allgemeinen, wenn Sie als Eltern:

- viel mit Ihrem Kind sprechen, egal ob es noch nicht viel oder später alles versteht.
- Ihre Handlungen im Alltag durch Sprechen begleiten, d.h. erzählen, was Sie gerade tun, was passiert oder was Sie sehen.
- die Lautäußerungen Ihres Kindes imitieren und es so zu „Lallgesprächen" kommt. Sie geben Ihrem Kind dadurch viel Bestätigung und ermuntern es zu neuen Lalläußerungen (Motto: „Übung macht den Meister").
- Geräuschquellen im Hintergrund wie Radio oder Fernsehen möglichst ausstellen, wenn Sie miteinander sprechen.
- die Äußerungen Ihres Kindes bestätigend und korrekt wiederholen, z.B. Kind: „Is sehe eine Tatze!" Elternteil: „Ja, ich sehe die Katze auch, die ist ganz schwarz."

- kleine Sprachspiele mit Ihrem Kind spielen. Reime, Verse und Lieder sind durch ihren Rhythmus und die minimalen Lautkontraste sehr geeignet, Ihrem Kind spielerisch viel über Sprache zu vermitteln.
- Ihrem Kind vorlesen. Verweilen Sie ruhig zwischen den Sätzen und besprechen Sie Bilder und dargestellte Situationen. Sie haben dann Gelegenheit, z.B. ein Wort, das in der Aussprache Ihres Kindes noch schwierig ist, im Gespräch wiederholt zu nennen, so dass Ihr Kind mehr Zeit hat, den Klang des Wortes aufzunehmen.
- Ihr Kind zum Sprechen ermuntern ohne es zu drängen – denn wir alle tun Dinge lieber, wenn wir einerseits schon das Gefühl haben, es ist für die Menschen in unserer Umgebung wichtig, aber wir können es andererseits selbstbestimmt tun.

Wie sieht eine Aussprachestörung aus?

Aussprachestörungen lassen sich grob in folgende Gruppen untergliedern:
1. Aussprachestörungen aufgrund organischer Ursache
2. Aussprachestörungen aufgrund funktioneller Ursache

Aussprachestörungen aufgrund organischer Ursache

Unter **Aussprachestörungen aufgrund organischer Ursache** versteht man Aussprachestörungen, die in einem eindeutigen Zusammenhang mit organischen Störungen stehen.

Dazu gehören:
Aussprachestörungen bei
- Zerebralparesen in Form einer kindlichen Dysarthrie
- Syndromen, z.B. Down-Syndrom
- Spaltbildungen, z.B. Lippen-Kiefer-Gaumen-Spalte
- Hörstörungen, v.a. angeboren oder frühkindlich erworben
- Geistiger Behinderung

Aufgrund dieser Ursachen zeigen sich Einschränkungen in den rezeptiven und expressiven sprachlichen Fähigkeiten des Kindes, so dass eine frühzeitige logopädische Behandlung für viele Kinder sinnvoll und vor allem notwendig ist.

Einen Sonderfall stellt die verbale Entwicklungsdyspraxie dar. Da laut Definition die Dyspraxie den neurologischen Störungen zugeordnet wird, fällt sie unter Aussprachestörungen aufgrund organischer Ursache. Die verbale Entwicklungsdyspraxie kommt sehr selten vor (ca. 3-5% aller Kinder mit Aussprachestörungen) und ihre Diagnose ist sehr umstritten.

Aussprachestörungen aufgrund funktioneller Ursache

Unter *Aussprachestörungen aufgrund funktioneller Ursache* versteht man Aussprachestörungen, bei denen vordergründig kein eindeutiger Zusammenhang mit einer organischen Störung besteht. In den meisten Fällen liegt keine klare medizinische Diagnose vor, die die Aussprachestörung erklärt.

Zur genaueren Unterteilung ist eine Differenzialdiagnostik notwendig. Nach einem Modell zur Einteilung von Aussprachestörungen (Dodd, 1995) lassen sich vier Untergruppen beschreiben.

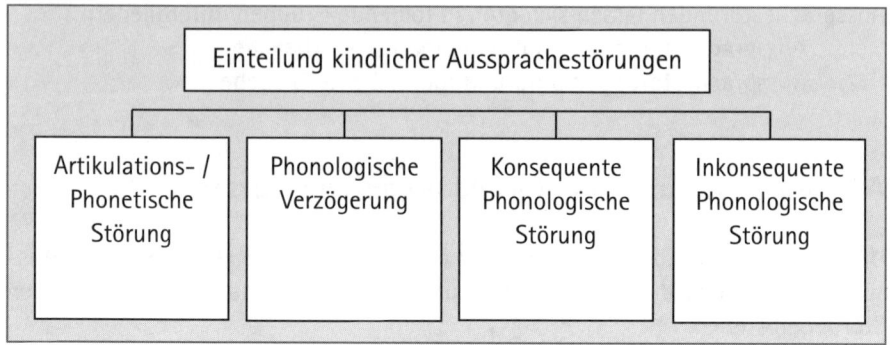

Einteilung kindlicher Aussprachestörungen

| Artikulations- / Phonetische Störung | Phonologische Verzögerung | Konsequente Phonologische Störung | Inkonsequente Phonologische Störung |

Kinder mit rein artikulatorischer Fehlbildung ("Artikulationsstörung / Phonetische Störung")

Kinder mit einer Artikulationsstörung / Phonetischen Störung verwenden einen nicht „korrekt" gebildeten Laut. Sie produzieren den Laut in falscher Weise oder an falscher Stelle; aber es ist eindeutig erkennbar, welcher Laut gemeint ist.

Beispiel
a) ThuThi iTht EiTh: Susi isst Eis. (Th = gelispeltes „s") Es handelt sich hier um einen Sigmatismus interdentalis (siehe Kapitel *Wie entwickelt sich die „Aussprache"?*)
b) Der ChornChtainfeger Chteigt auf die Chprossenleiter: Der Schornsteinfeger steigt auf die Sprossenleiter (Ch = „sch" mit falscher Luftstromführung, erzeugt ein schlürfendes Geräusch = Schetismus lateralis)

Die Zischlaute /s/ und/oder /sch/ werden in diesen Beispielen nicht korrekt gebildet. Das Kind ersetzt die betroffenen Laute durch fehlgebildete Laute. Fehlgebildete Laute befinden sich <u>nicht</u> im deutschen Sprachlautsystem. Zusammengefasst gehören zu diesen Fehlbildungen vor allem der Sigmatismus interdentalis, addentalis oder lateralis (S. 32) und zum anderen der Schetismus lateralis.

Betrachtet man die Störungsebene, so gibt es Kinder, bei denen

■ ein falsch erworbenes Sprechmuster vorliegt, das Kind aber ansonsten keine bzw. kaum Auffälligkeiten der Muskelfunktionen beim Sprechen zeigt
■ eine myofunktionelle Störung mit falscher Zungenruhelage und falschem Schluckmuster als eigentliche Ursache für die Fehlbildung vorliegt (siehe auch Ratgeber *Myofunktionelle Störungen*)

Eine Artikulationsstörung / Phonetische Störung kann parallel zu einer im Folgenden beschriebenen phonologischen Symptomatik auftreten.

Kinder mit einer zeitlich verzögerten Ausspracheentwicklung („Phonologische Verzögerung")

Kinder mit einer Phonologischen Verzögerung zeigen physiologisch phonologische Veränderungen mindestens 6 Monate länger als Kinder mit einer regelrechten Sprachentwicklung. Diese Kinder zeigen:

Typische physiologische Prozesse
Vorverlagerungen von „k, g, ng" zu „t, d, n"
Koffer   „Toffer"
Gabel   „Dabel"
Finger   „Finner"
Vorverlagerungen von „sch, ch" zu „s, z"
Schaukel   „Saukel"
Bücher   „Büser"
Reduktion von Konsonantenverbindungen
Flasche   „Lasche"
Schnecke   „Necke"
Glottale Ersetzung von „r" zu „h"
Reifen   „Heifen"

Betrachtet man die Störungsebene, so lässt sich feststellen, dass diese Kinder keine spezifischen Probleme in der Sprechverarbeitung aufzeigen. Es wird angenommen, dass externe Gründe die Entwicklung zeitweilig „bremsen", z.B. Paukenergüsse.

Kinder mit einer nicht regelrechten Ausspracheentwicklung („Konsequente Phonologische Störung")

Diese Kinder zeigen mindestens einen phonologischen Prozess, der nicht in der regelrechten Sprachentwicklung vorkommt, d.h. mindestens einen pathologischen Prozess. Zusätzlich können physiologisch altergemäße und verzögerte Prozesse vorliegen.

Häufige pathologische Prozesse
Rückverlagerung von „t, d, n" zu „k, g, ng"

Tafel	„Kafel"
Dose	„Gose"
Mann	„Mang"

Plosivierung aller Frikative
„f, w, s, ss, sch, ch (ich), ch (ach)" werden zu „p, b, t, d, k, g"

Fahne	„Pane"
Sonne	„Donne"
Schal	„Tal"
ich	„it"
Buch	„buk"

Ersetzung aller Wortanfänge durch „h" oder „d"

Sonne	„Honne"
Flasche	„Hasche"
Löffel	„Höffel"
Vogel	„Hogel"

Ersetzung aller „f, w" durch „s, ss"

Feder	„Seder"
Wanne	„Sanne"

Auslassung von Wortanfängen oder -enden

Tanne	„anne"
Ball	„ba"

Betrachtet man die Störungsebene, so zeigen diese Kinder meist deutliche Probleme in der Verarbeitung und Speicherung des gehörten Lautmaterials. Das heißt, ein Kind nimmt bestimmte Lautkontraste nicht wahr, beispielsweise den Unterschied zwischen „t" und „k" oder den Unterschied zwischen allen Frikativen „f, w, s, ss, sch, ch (ich), ch (ach)".

Kinder mit einer verschiedenen Aussprache für identische Wörter („Inkonsequente Phonologische Störung")

Die Inkonsequente Phonologische Störung ist die schwerste Form einer funktionellen Aussprachestörung. Sie tritt allerdings nur selten auf.

Das Kind spricht dabei ein und dasselbe Wort fast jedes Mal anders aus. Das Einhören in das Sprechen des Kindes ist durch die ständige Veränderung selbst im engen Familienkreis nicht möglich.

Beispiel
Frosch wird zu „Rosch", „Fosch", „Bosch", „Schof"

Betrachtet man die Störungsebene, so zeigt sich, dass diese Kinder Schwierigkeiten haben, die Laute, die sie in einem Wort hören, in die richtige Reihenfolge zu bringen und abzuspeichern.

Jede Aussprachestörung aufgrund einer funktionellen Ursache kann isoliert oder im Rahmen einer Sprachentwicklungsstörung auftreten.

Wie wird eine Aussprachestörung festgestellt und wann sollten Sie sich beraten lassen?

Wann sollten Sie als Eltern handeln?

Sie als Eltern haben in der Regel ein gutes Gespür dafür, wenn Ihr Kind in einem Bereich Schwierigkeiten hat. Auch der Kinderarzt / die Kinderärztin oder ErzieherInnen sehen das Kind regelmäßig und können Auffälligkeiten bemerken. Sie sollten sich in jedem Fall beraten lassen, wenn eine der folgenden Beschreibungen auf Ihre Situation zutrifft.

- Wenn Ihr Kind deutlich schlechter spricht als gleichaltrige Kinder in der Umgebung, z.b. wenn Ihr Kind spricht wie ein deutlich jüngeres Kind (siehe Kapitel *Wie entwickelt sich die „Aussprache"?*).
- Wenn Sie Schwierigkeiten haben, Ihr Kind zu verstehen bzw. seine Aussprache zu „übersetzen".
- Wenn Ihr Kind nur in der Familie verstanden wird. Häufig können die Familienmitglieder die Aussprache eines Kindes übersetzen, weil sie sehr vertraut mit dem Kind sind, aber andere Personen des Umfeldes (wie z.b. ErzieherInnen, Bekannte, Großeltern) können das Kind nicht verstehen.
- Wenn Ihr Kind viele Wörter immer wieder anders ausspricht und nur wenige stabile Wörter verwendet.
- Wenn Ihr Kind Schwierigkeiten zu haben scheint, Wörter zu finden, d.h., wenn es immer wieder in seinem Sprechfluss stockt und nach dem richtigen Wort bzw. nach der richtigen Aussprache sucht.
- Wenn Ihr Kind darunter leidet, dass es schlecht verstanden wird.
- Wenn Ihr Kind beginnt, Sprechsituationen zu vermeiden, sich zurückzieht oder zunehmend ein aggressives Verhalten entwickelt.
- Wenn Ihr Kind wegen seiner Aussprache (z.b. im Kindergarten) von anderen Kindern gehänselt oder von Erwachsenen vermehrt kritisiert wird.
- Wenn Personen aus dem Umfeld Ihres Kindes (z.b. Kindergarten, Hort, Spielplatz) Sie ansprechen und Ihnen Hinweise geben auf eine schlechte Aussprache oder auf Verhaltensänderungen Ihres Kindes im Zusammenhang mit Sprechsituationen.

Wer diagnostiziert Aussprachestörungen?

Für das *Feststellen von Aussprachestörungen (Diagnostik)* und die entsprechende *Beratung* stehen neben speziell ausgebildeten Ärzten (Phoniater, Kinderärzte und HNO-Ärzte) in erster Linie niedergelassene Logopäden / Sprachtherapeuten zur Verfügung. Je nach Bundesland und Stadt gibt es auch noch weitere Möglichkeiten – z.B. pädiatrische Zentren, Phoniatrie-Ambulanzen, Sprachheilschul-Ambulanzen sowie Screening-Untersuchungen in Kindergärten / Vorschulen –, um Hilfe und Beratung zu erhalten.

Wenn die *differenzierende Diagnostik und Beratung* von einer niedergelassenen Logopädin / Sprachtherapeutin, einem niedergelassenen Logopäden / Sprachtherapeuten durchgeführt werden soll, benötigen Sie eine entsprechende Verordnung von einem Arzt, der in diesem Fall Ihr erster Ansprechpartner ist und alle notwendigen Diagnostikschritte koordiniert. In den logopädischen / sprachtherapeutischen Praxen werden Termine in der Regel nach telefonischer Vereinbarung vergeben. Meist gibt es keine oder nur geringe Wartezeiten für Diagnostiktermine und der Arzt kann Ihnen Telefonnummern und Adressen von Praxen in Ihrer Nähe nennen. Adressen und Telefonnummern finden Sie aber auch in den Gelben Seiten unter den Rubriken „Logopädie" und „Sprachtherapie" (siehe auch Kapitel *Wo finde ich Rat und Therapeuten?*).

Die Diagnostik in der logopädischen Praxis

Der Ablauf bei einem Termin in der Praxis einer Logopädin, eines Logopäden / einer Sprachtherapeutin, eines Sprachtherapeuten mit Diagnostik und Beratung zur Aussprache eines Kindes wird in der Regel folgende Bereiche umfassen.

1. Erstes Gespräch bzw. Anamnesegespräch, d.h. Fragen zu:

- ■ persönlichen Daten des Kindes
- ■ Familie und Alltagssituation (z.B. Besuch des Kindergartens)
- ■ Geburtsverlauf und Gesundheit (besonders im HNO-Bereich und zum Hören)
- ■ Entwicklung (Sprachentwicklung, Motorik, Spiel- und Sozialverhalten etc.)

2. Kontaktaufnahme mit dem Kind und Prüfung der Aussprache (Diagnostik)

Nach einer Phase der Kontaktaufnahme (individuell und je nach Temperament des Kindes) wird eine Ausspracheprüfung durchgeführt. In den meisten Fällen wird ein Bilderbenenn-Verfahren angewandt, bei dem sich das Kind zusammen mit der Logopädin, dem Logopäden / der Sprachtherapeutin, dem Sprachtherapeuten eine Anzahl von Bildern anschaut und diese benennen soll. Die Bilder (bzw. Wörter) sind so zusammengestellt, dass alle Sprachlaute der deutschen Sprache vorkommen und so vom Kind verwendet werden können. Die Therapeutin bzw. der Therapeut protokolliert die Aussprache des Kindes bei jedem Wort genau und führt eine phonologische Prozessanalyse durch, anhand derer der Entwicklungsstand des Kindes und die etwaige Aussprachestörung festgestellt werden können. Anschließend werden evtl. noch mundmotorische Fähigkeiten des Kindes überprüft. Abhängig vom Befund der Ausspracheprüfung kann es notwendig sein, noch weitere Diagnostik-Schritte durchzuführen, z.B. ein Vergleich mit dem spontanen Sprechen des Kindes (Aussprache auf Satzebene) oder eine myofunktionelle Diagnostik (siehe Ratgeber *Myofunktionelle Störungen*) oder eine Prüfung der Fähigkeiten der ‚phonologischen Bewusstheit'.

Da eine Aussprachestörung auch im Zusammenhang mit Schwierigkeiten auf anderen sprachlichen Ebenen auftreten kann, müssen unter Umständen auch andere Bereiche (wie z.B. Wortschatz, Grammatik und Satzbau) noch in die Beurteilung der Situation mit einbezogen werden – wofür in der Regel aber zusätzliche Termine geplant werden müssen.

3. Beurteilung der Aussprache und Beratung

Nach der Analyse der Aussprache des Kindes kann eine Aussprachestörung festgestellt (Diagnosestellung) oder ausgeschlossen werden. Dabei werden alle bekannten Informationen wie das Alter des Kindes, sein Entwicklungsstand und seine Gesundheit (insbesondere des Hörens) sowie psychosoziale Aspekte berücksichtigt. Abhängig von der Diagnose erhalten die Eltern im Anschluss eine Beratung, in der der Befund erläutert und vor allem Hilfestellung im Umgang mit der jeweiligen Ausspracheschwierigkeit des Kindes gegeben wird (z.B. Technik der ‚korrigierenden Rückmeldung' siehe Kapitel *Wie können Eltern die Behandlung einer Aussprachestörung unterstützen?*).

Ebenso werden – in Absprache mit dem verordnenden Arzt – organisatorische Punkte besprochen: z.B. weitere Diagnostiktermine, weitere ergänzende Maßnahmen wie z.B. eine allgemeine oder sprachbezogene Hörprüfung (Sprachaudiometrie), eine Kontrolluntersuchung zu einem späteren Zeitpunkt oder die Planung des Behandlungsbeginns.

Wie wird eine Aussprachestörung behandelt?

Wie im Kapitel *Wie sieht eine Aussprachestörung aus?* beschrieben, gibt es verschiedene Untergruppen von Aussprachestörungen. Aufgrund dessen bedarf es unterschiedlicher Ansätze in der Therapie, die auf die jeweilige Störungsebene abgestimmt sind. Zusätzlich soll erwähnt werden, dass sich die Therapie eines Kindes immer an den Symptomen des einzelnen Kindes orientiert. Deswegen werden Kinder meist einzeln und nicht in Gruppen behandelt.

Behandlung der Artikulationsstörung / Phonetischen Störung

Die Behandlung ist abhängig davon, ob nur ein falsch erworbenes Sprechmuster oder zusätzlich eine myofunktionelle Störung berücksichtigt werden muss (siehe auch Kapitel *Wie sieht eine Aussprachestörung aus?*). Im letzteren Fall muss zunächst die myofunktionelle Störung behoben werden, bevor mit der Lautarbeit begonnen wird. Erst wenn das orofaziale Gleichgewicht so weit wieder hergestellt ist, dass die Muskulatur in der Lage ist, den Laut korrekt zu produzieren und auch dauerhaft so anzuwenden, wird an der Fehlbildung gearbeitet.

Eine myofunktionelle Therapie beinhaltet eine Veränderung im orofazialen System mit dem Ziel einer korrekten Zungenruhelage und eines korrekten Schluckmusters. Dies wird durch gezielte, aufeinander aufbauende Übungen (Lippen-, Zungen-, Ansaug- und Schluckübungen) erreicht. Die korrekte Zungenruhelage wird erarbeitet und während des gesamten Therapieverlaufs beobachtet, kontrolliert und verbessert – mit dem Ziel der Automatisierung. Bei Bedarf werden Ganzkörperübungen in die Therapie integriert (für eine ausführliche Information zu dieser Therapie siehe auch Ratgeber *Myofunktionelle Störungen*).

Die Korrektur der Lautfehlbildung erfolgt in der Regel nach dem Konzept der klassischen Artikulationstherapie nach van Riper.

Die Therapie umfasst die Bereiche Mundmotorik, Hörübungen und Artikulation sowie die Beratung und Anleitung der Eltern.

- **Hörübungen**
  Bei den Hörübungen geht es darum, dass das Kind den Klang und das Auftreten des Ziellautes genau kennen lernt.
- **Mundmotorik**
  Durch mundmotorische Übungen soll dem Kind die Lautproduktion erleichtert werden.
- **Artikulation**
  Der Ziellaut wird zuerst angebahnt, d.h., dem Kind werden mit kindgerechten Erklärungen sowie Vorstellungshilfen (z.b. für den Laut /s/ Zischen wie die Schlange, für den Laut /sch/ Eisenbahngeräusch) oder auch mittels Bewegungen, die die Lautproduktion unterstützen, Hilfestellungen gegeben, den Laut korrekt zu produzieren. Anschließend wird der angebahnte Laut in Silben, Wörtern, Sätzen bis hin zum freien Sprechen gefestigt und automatisiert

Phonologische Therapie

Eine phonologisch orientierte Behandlung hat zum Ziel, den Kindern mit einer verzögerten phonologischen Entwicklung oder einer phonologischen Störung ein stabiles Wissen über die Sprachlaute ihrer Muttersprache zu vermitteln, so dass die Kinder erstens ihr Lautinventar erweitern und zweitens die Regeln für den korrekten Gebrauch dieser Sprachlaute erwerben können.

Behandlung der verzögerten phonologischen Entwicklung

Bei der Behandlung der verzögerten phonologischen Entwicklung mit anhaltenden aber entwicklungstypischen phonologischen Prozessen scheint das Kind in seiner Ausspracheentwicklung stecken geblieben zu sein. Irgendeine Ursache, die sich meist nicht genau ermitteln lässt, hat als Entwicklungs-„Bremse" gewirkt und das Kind in seiner Ausspracheentwicklung mit dem Stand eines jüngeren Kindes sozusagen anhalten lassen. In der Regel können dann weitere nachfolgende Entwicklungsschritte in der Aussprache vom Kind ebenfalls nicht geleistet werden. Ziel in der Behandlung ist es dann, die „Bremse" zu lösen und es dem Kind zu ermöglichen, in dem normalen Entwicklungsverlauf weiter fortzuschreiten. Dafür ist es erforderlich, die Abfolge der Erwerbsschritte im Lautspracherwerb genau zu kennen.

Das Kind erhält in der Behandlung dann gezielt Übungen zu den Prozessen, die es nicht überwunden hat, um die von den Prozessen betroffenen Lautkontraste zu erwerben – mitsamt den dazugehörigen Regeln für die Aussprache. Die Übungen sollen zunächst die Analysefähigkeiten (die sog. ‚phonematische Differenzierung‘ zwischen den betroffenen Lauten) des Kindes ausbauen und verbessern. Je nach den Fähigkeiten des Kindes können ergänzend auch Übungen zur Lautbildung und zur Verwendung der ‚neuen‘ Laute in ‚alten‘ Wörtern erforderlich sein. Manchmal reicht das ‚Lösen der Bremse‘, dass die Kinder wieder selbständig in der Entwicklung voranschreiten – oft benötigen die Kinder aber auch noch Hilfestellung in den folgenden Schritten, weswegen das Konzept einer Intervalltherapie hier sehr gut eingesetzt werden kann. In regelmäßigen Abständen kann so der Stand des Kindes überprüft werden (und ggf. die Behandlung fortgesetzt werden), während in der Zwischenzeit das Kind seine Aussprache aber auch eigeninitiativ weiter verändern kann.

Beispiel aus der Therapie

Nils (5;2) geht in den Kindergarten und ersetzt in seinem Sprechen < sch und (i)ch > durch ein < scharfes „ss" > z.B. „Iss wünss' mir, dass die ssule endliss anfängt – dann kann iss auch bald lesen und ssreiben." (Ich wünsche mir, dass die Schule endlich anfängt, dann kann ich auch bald lesen und schreiben).
Während einer Hörübung für die Unterscheidung von < sch, ch, s und ss > in Silben wie < schap – sun – misch – und wess > mit Lautbildern – siehe auch Bilder nächste Seite – (Biene = „weiches s", Lok = < sch >, Hekse = < ch > [wie in < ich >] und Schlange = „scharfes ss") machte Nils eine Entdeckung:

Nils: *„Warum sagst du denn nie die Sslange mal am Anfang?"*
Therapeutin: *„Tja – weißt du – das geht gar nicht, wenn wir deutsch*sprechen. Es gibt im Deutschen keine Wörter, die mit einer „Schlange" anfangen!"*
Nils: *„Aber das ist ja ungerecht – dann kommt die ja gar nisst so oft dran!"*
Therapeutin: *„Naja – man könnte sagen, dass sich die „Schlange" und die „Biene" die Arbeit teilen. Die „Biene" kommt nämlich umgekehrt nur am Anfang und nie am Schluss von Wörtern vor."*
Nils: *„Ach! ... (Denkpause) ... Aber die Lok muss ganz alleine arbeiten – am Anfang und am Ssluss!"*

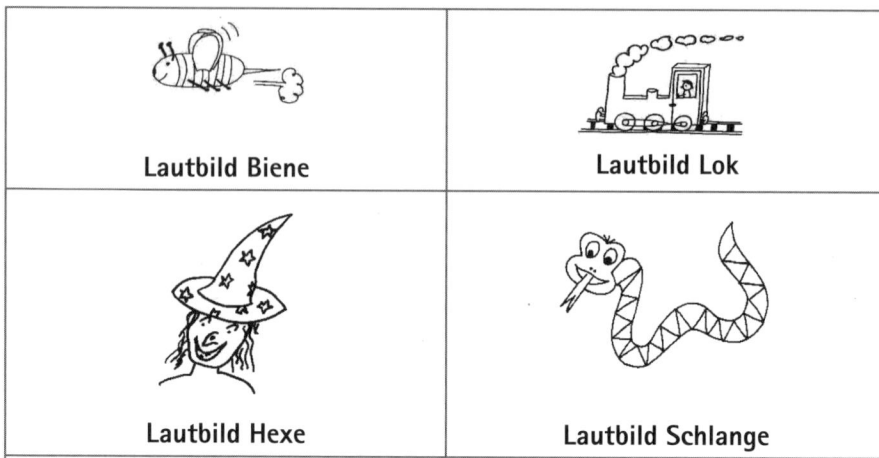

Lautbild Biene	Lautbild Lok
Lautbild Hexe	Lautbild Schlange

> * Gemeint ist das Standarddeutsche! Zu diesem Beispiel muss erwähnt werden, dass in Norddeutschland weniger Dialekt gesprochen wird. Das stimmhafte < s > erscheint dann im Wort- und Silbenanlaut, während das stimmlose < s > nur im Wort- und Silbenauslaut steht.

Bei der Anmeldung eines Kindes mit einer Verzögerung (ca. 6-9 Monate) der phonologischen Entwicklung zur Diagnostik und / oder Behandlung sollten ggf. die Wartezeiten mit berücksichtigt werden, die regional sehr unterschiedlich (keine, bis zu einem Jahr oder sogar länger) sein können. Für die Phonologische Verzögerung gilt, dass sich die Chance auf spontane Verbesserungen ohne therapeutische Hilfe reduziert, je länger die Verzögerung bei einem Kind besteht.

Behandlung der Konsequenten Phonologischen Störung

Bei der Behandlung der Konsequenten Phonologischen Störung mit pathologischen Prozessen steht – ähnlich wie bei der Behandlung der Phonologischen Verzögerung – die Unterscheidung bzw. genaue Differenzierung der jeweils betroffenen Lautkontraste im Vordergrund. Ziel ist es, dem Kind den jeweiligen Lautunterschied (z.B. zwischen /t/ und /k/ sowie /d/ und /g/) klar zu verdeutlichen und die Konsequenzen für die Verwendung der Laute innerhalb des Sprachlautsystems zu vermitteln. Dabei soll das Kind im ersten Schritt die Ziel- und Ersatzlaute bei einem anderen Sprecher genau hören und unterscheiden lernen. Um sicherzugehen, dass das Kind die notwendigen analytischen Fähigkeiten erwirbt, wird anfangs ausschließlich mit sinnfreien Äußerungen (mit unterschiedlicher Komplexität) gearbeitet. Erst anschließend werden mit dem Kind ,echte' Wörter bearbeitet.

Lena (5;8) geht in die Vorschule und ersetzt in ihrem Sprechen < t, d und n > durch < k, g und ng > z.B. „Kangsk gu mir mal gie Skifke gebeng – ich will gas hier ngoch angmaleng" (Kannst du mir mal die Stifte geben – ich will das hier noch anmalen).

Während einer Hörübung für die Unterscheidung von < k > und < t > als Anfangslaut von Wörtern, die sie schon recht sicher bewältigte, kam es zu folgendem Dialog:

Lena: *„Gu, ich mach gas guk – oger?"*
Therapeutin: *„Du machst das sogar sehr gut!"*
Lena: *„Hmm – ungk weißk gu auch warum ich gas so guk kang?!"*
Therapeutin: *„Warum kannst du das denn schon so gut?"*
Lena: *„Weil: jekzk hör' ich gas ngämlich!!"*

Abhängig von der Fähigkeit des Kindes, im spontanen Sprechen fehlende Laute vielleicht schon einzeln produzieren zu können, können in einem weiteren Schritt evtl. auch Übungen zur Bildung von Lauten und Lautmustern ergänzend hinzu-kommen. Abschließend benötigt das Kind Übung und Kontrolle in Bezug auf die eigene (alte und veränderte) Aussprache, damit sich die neuen Fähigkeiten im spontanen Sprechen stabilisieren können.

Manchen Kindern fällt es schwer, die alten Aussprachemuster zu überwinden, bei anderen Kindern wiederum kann man manchmal eine rasante Verbesserung der Aussprache beobachten. Eine Vorhersage, mit welcher Geschwindigkeit ein Kind seine Aussprache verändert und für die Umwelt verständlicher wird, ist dabei nicht möglich. Kinder, die pathologische und damit für die Muttersprache untypische Ersetzungsmuster und / oder bestimmte Aussprachemuster schon sehr lange zeigen, brauchen in der Regel mehr therapeutische Unterstützung als Kinder, deren Aussprachesystem weniger lang gefestigt (und damit weniger stark automatisiert) ist.

Bei einem Kind mit einer Konsequenten Phonologischen Störung sollte mit der Behandlung nicht gewartet werden, da eine spontane Verbesserung der Aussprache nicht wahrscheinlich ist und – im Gegenteil – stark gefestigte Muster eine spätere Behandlung sogar noch erschweren und in der Regel verlängern. Sinnvoll ist eine Behandlung in Intervallen, da die Kinder so genügend Zeit zwischen den einzelnen Therapieblöcken erhalten, um die zahlreichen Informationen zu verarbeiten und in ihrem jeweiligen Entwicklungstempo voranzuschreiten. Ein weiterer Grund für eine möglichst frühe Intervention (ab ca. 3;0 - 3;6 Jahren) ist, dass die Kinder oft nur schlecht von ihrer Umwelt verstanden werden und darunter leiden. Es kann zu Rückzug, Frustrations- und Aggressionsverhalten kommen.

Behandlung der Inkonsequenten Phonologischen Störung

In der Behandlung der Inkonsequenten Phonologischen Störung steht zunächst die Behandlung der Inkonsequenz im Vordergrund und dann erst die Behandlung weiterer Lautersetzungen oder Auslassungen. Das erste Ziel besteht darin, eine konsequente Wortproduktion des Kindes zu erreichen, was bedeutet, dass es das gleiche Wort immer gleich ausspricht. Somit werden die Kinder für ihre Umwelt viel verständlicher. Da die Ursache der Inkonsequenten Phonologischen Störung zum einen in einer Störung des so genannten phonologischen Arbeitsgedächtnisses zu sehen ist (Gedächtnis, das gebraucht wird, um z.b. gehörte Sprache zu interpretieren) und zum anderen darin, dass die Kinder nicht in der Lage sind, für ein gesprochenes Wort einen Automatismus für die Lautzusammenstellung von Wörtern zu entwickeln, werden verschiedene Therapieanteile gebraucht.

Um eine Wortrealisationskonsequenz zu erreichen, wird an verschiedenen Aspekten parallel gearbeitet. Zum einen wird am korrekten Erkennen von einzelnen, dann von zwei und schließlich von drei Lauten gearbeitet. Das Kind soll als Hörer erkennen, welche Laute genannt wurden und insbesondere auch in welcher Reihenfolge diese genannt wurden. Gleichzeitig wird an dem korrekten Nachsprechen von Lauten, Silben, Unsinnwörtern (Wörter, die es so im Deutschen nicht gibt, z.B. pilof) und Realwörtern gearbeitet.

Erreicht ein Kind eine konsequente Aussprache, so wird mit Hilfe verschiedener Techniken an einer fehlerfreien Aussprache gearbeitet. Je nach den individuellen Bedürfnissen des Kindes werden Bestandteile aus der phonologischen Therapie (siehe Kapitel *Phonologische Therapie*), der klassischen Artikulationstherapie (siehe Kapitel *Behandlung der Artikulationsstörung / Phonetischen Störung*) und weiterer Therapieverfahren, wie z.B. McGinnes Therapie, Dyspraxia Programm, Lautunterstützende Bewegungen, TAKTKIN verwendet. Bitten Sie Ihre Therapeutin / Ihren Therapeuten um Erläuterungen zu ihrem / seinem Vorgehen und den verwendeten Ansätzen.

Wie können Eltern die Behandlung einer Aussprachestörung unterstützen?

Die folgenden Hinweise sollen Sie als Eltern im Umgang mit Ihrem sprachauffälligen Kind unterstützen.

- Richten Sie Ihre Aufmerksamkeit auf die Stärken des Kindes. Sie unterstützen damit ihre bzw. seine Entwicklung.
- Die logopädische Therapie ist zur Behandlung der Aussprachestörung sehr wichtig. Nehmen Sie daher die Termine regelmäßig war.
- Motivieren Sie Ihr Kind für die Therapie. Feiern Sie kleine Erfolge auf dem Weg zum Ziel. Nichts motiviert mehr als Erfolg!
- Zeigen Sie selbst Interesse an der Therapie Ihres Kindes. Lassen Sie Ihr Kind von den Erfahrungen berichten und fragen Sie nach.
- Pflegen Sie den Kontakt zur Therapeutin / zum Therapeuten. Suchen Sie das Gespräch und fragen Sie bei Unklarheiten nach.
- Regelmäßige häusliche Übungen unterstützen die Therapie. Durch die Wiederholung von Inhalten (ca. 5 Minuten pro Tag), die Ihr Kind in der Therapie bereits richtig gekonnt hat, werden die neu erworbenen sprachlichen Fähigkeiten gefestigt.
- Seien Sie Ihrem Kind ein gutes sprachliches Vorbild! Wenden Sie sich Ihrem Kind zu und halten Sie Blickkontakt. Achten Sie darauf, deutlich und nicht zu schnell zu sprechen.
- Verbessern Sie Ihr Kind nicht und lassen Sie Ihr Kind nicht nachsprechen! Setzen Sie stattdessen – wie im Beispiel – das korrigierende Wiederholen ein. Kind: „Tut mal, da ist eine Tu!" – Eltern: „Ja, ich gucke – da ist eine Kuh!"
- Informieren Sie regelmäßige Kontaktpersonen, wie z.B. weitere Familienangehörige und Erzieher.
- Lesen Sie Ihrem Kind Bilderbücher und Geschichten vor.

Gehen Aussprachestörungen von alleine weg?

Wie im Kapitel *Wie entwickelt sich die „Aussprache"?* beschrieben, ist es normal, dass Kinder bis zum 4. Lebensjahr bestimmte Veränderungen der Aussprache zeigen. Daher gehen Eltern, Erzieher und auch Kinderärzte häufig davon aus, dass sich Aussprachestörungen verwachsen. Auch wenn es wichtig ist zu beachten, was ein Kind in welchem Alter wirklich können muss, so ist es ebenso wichtig zu beobachten, ob die Abweichungen, die ein Kind zeigt, sowohl altersgemäß als auch der regelrechten Entwicklung entsprechend sind (siehe Kapitel *Phonologische Prozesse*). Wie im Kapitel *Wie sieht eine Aussprachestörung aus?* dargelegt, gibt es verschiedene Untergruppen von Aussprachestörungen. Studien konnten zeigen, dass je nach Aussprachestörung unterschiedliche Veränderungsmöglichkeiten bestehen.

Untergruppen bei Aussprachestörungen	möglicher Verlauf ohne Therapie
Artikulationsstörung / Phonetische Störung	selten Besserung
Phonologische Verzögerung	je älter, desto seltener
Konsequente Phonologische Störung	keine Besserung
Inkonsequente Phonologische Störung	keine Besserung

Gibt es mögliche Folgen von Aussprachestörungen?

In der Regel haben Aussprachestörungen, wenn sie rechtzeitig behandelt wurden, keine negativen Auswirkungen auf die weitere kindliche Entwicklung. Zwei Dinge sind hierbei zu beachten:

1. Insbesondere zwischen 3;0 und 4;0 Jahren beginnen Kinder darüber zu reflektieren, wie die Umwelt auf ihr Sprechen reagiert. In dieser Zeit kann es gerade bei Kindern, die für andere sehr schwer verständlich sind, dazu kommen, dass sie ein **Störungsbewusstsein** entwickeln. Das bedeutet, dass sie entweder traurig oder wütend oder aggressiv oder mit vollständigem Rückzug auf das Nicht-Verstanden-Werden bzw. auf sprachliche Korrektur reagieren. Dies kann sich durch einen sehr verzögerten Therapiebeginn, z.B. erst ab 5;0 Jahren, noch verstärken. Sollten Anzeichen eines **Störungsbewusstseins** bei einem Kind beobachtet werden, ist es ratsam, schnellstmöglich den Kontakt zu einem Kinderarzt sowie einer logopädischen Beratung aufzunehmen.

2. Insbesondere Kinder mit einer Konsequenten oder Inkonsequenten Phonologischen Störung tragen aufgrund der Störungsursache ein deutlich erhöhtes Risiko für die Ausbildung einer **Legasthenie / Lese-Rechtschreibschwäche**. Dies zeigt sich bereits im ersten Schulhalbjahr, in dem es zu ungewöhnlichen Schwierigkeiten beim Lese-Rechtschreiberwerb kommt. Es wäre ratsam, beim ersten Elternsprechtag (zeitnah zum Ende des ersten Schulhalbjahres) mit den Lehrern darüber zu sprechen, ob sie einen regelrechten oder abweichenden Schriftspracherwerb bei dem betreffenden Kind sehen. Sollte Letzteres der Fall sein, nehmen Sie bitte unverzüglich Kontakt zu Ihrer / Ihrem ehemaligen Therapeutin / Therapeuten auf.

Wo finde ich Rat und Therapeuten?

In Deutschland gibt es verschiedene Berufsbezeichnungen für Personen, die mit Patienten arbeiten, die Sprachprobleme haben. Die Logopäden stellen dabei die größte Behandlergruppe. Des Weiteren gibt es Sprachheilpädagogen und -lehrer, Atem-, Sprech- und Stimmlehrer, klinische Sprechwissenschaftler und klinische Linguisten und Patholinguisten. Suchen Sie nach einer Therapeutin / einem Therapeuten für Ihr Kind, so gibt es verschiedene Möglichkeiten vorzugehen.

1. Fragen Sie Ihren Kinder- oder HNO-Arzt nach Adressen.

2. Fragen Sie in Ihrem Kindergarten nach Adressen.

3. Suchen Sie in den gelben Seiten unter den Stichwörtern „Logopädie" / „Sprachtherapie" nach Adressen.

4. In manchen Städten gibt es besondere Sprachambulanzen oder Phoniatrische Abteilungen an Kliniken. Auch hierhin können Sie sich wenden.

5. Erkundigen Sie sich, ob es in Ihrer Nähe eine Lehranstalt / Fachhochschule für Logopädie gibt.

6. Auf den Homepages der beiden großen Berufsverbände können Sie nach Therapeuten und deren Spezialgebieten in Ihrer Region suchen.

   dbl - Deutscher Bundesverband für Logopädie e.V.
   Augustinusstraße 11a, 50226 Frechen
   Tel. 02234 / 37953-0
   Fax 02234 / 37953-13
   www.dbl-ev.de

   dbs - Deutscher Bundesverband der
   akademischen Sprachtherapeuten e.V.
   Goethestraße 16, 47441 Moers
   Tel. 02841 / 988 919
   Fax 02841 / 988 914
   www.dbs-ev.de

Weitere Ratgeber und Bücher zum Thema

Literatur

■ Ratgeber zu angrenzenden Themen:

Kittel, A. M. (2004): Myofunktionelle Störungen. Ein Ratgeber für Eltern und erwachsene Betroffene. Idstein: Schulz-Kirchner Verlag

Küspert, P. (2003): Neue Strategien gegen Legasthenie: Lese- und Rechtschreib-Schwäche: Erkennen, Vorbeugen, Behandeln. Ratingen: Oberstebrink Verlag GmbH

Neumann, S. (2002): LKGS-Spalten – Lippen-Kiefer-Gaumen-Segel-Spalten. Ein Ratgeber für Eltern. Idstein: Schulz-Kirchner Verlag

■ Weiterführende Literatur für Eltern und ErzieherInnen:

Wendlandt, W. (2000): Sprachstörungen im Kindesalter. Materialien zur Früherkennung und Beratung. Forum Logopädie – Stuttgart: Thieme Verlag

■ Weiterführende Literatur für Therapeuten und Ärzte:

Fox, A. V. (2005): Kindliche Aussprachestörungen. Phonologischer Erwerb – Differenzialdiagnostik – Therapie. Idstein: Schulz-Kirchner Verlag

Neumann, S. (2003): Frühförderung bei Kindern mit Lippen-Kiefer-Gaumen-Segel-Fehlbildungen. Die Möglichkeit der Prävention von Sprechauffälligkeiten. Idstein: Schulz-Kirchner Verlag

Schnitzler, C. (im Druck): Phonologische Bewusstheit und Schriftspracherwerb. Forum Logopädie – Stuttgart: Thieme Verlag

Thiel, M. M. (2000): Logopädie bei kindlichen Hörstörungen. Ein mehrdimensionales Konzept für Therapie und Beratung. Berlin, Heidelberg: Springer-Verlag

■ Spielerische Förderung und Anregung – Beispiele:

Garcia, A. (Illustrator) (1999): Ri, ra rutsch, wir fahren mit der Kutsch ...
Kinderreime. Krone

Hasselmann, M. (1999): Damit ich besser sprechen kann. Wie Eltern Kinder
fördern können. Christophorus mobile

Morkowska, E. (2002): Wau, wau, miau und kikiriki. Unterhaltsame Sprech-
übungen für Kinder Bd. 3 (nachahmendes und lautmalerisches Sprechen mit
den Kleinsten). Veritas